OTOMIN no YOKUBARI Lesson!

おとみんのよくばりレッスン！

【監修】NDL株式会社

【著】宮坂乙美
歯科衛生士
医療法人中村歯科キッズデンタルパーク
NDL株式会社

小児の口腔機能編

デンタルダイヤモンド社

はじめに

　私の「口腔機能」との出合いは、本編にもある長谷ますみ氏（NDL株式会社 代表取締役社長）に見せていただいた、開口癖のある人のハードプラークが付いた写真です。
　「歯科衛生士が、口呼吸や口が開いてることに関して指導するのか！」
　その衝撃の1枚を見てから17年。当時は何の知識もなく、いまほど「お口ポカ〜ンはダメ」などと歯科医院で指導することはありませんでした。そんな時代でしたから、それこそ本を買い漁り、口腔機能に関して教えてくださる先生のところに出かけて行ったり、メールで質問したりして教えを乞うことを繰り返していました。
　口腔機能について得た知識を臨床で生かそうと、院内で頑張ってはみたものの、子どもや養育者にはピンとこないようで、トレーニングが継続できず、中途半端に終わることもありました。いまだに、「口を閉じて、鼻で息をしなさい！」と、毎日診療室で叫んでいます。ですが、きちんと口腔機能を獲得できた子には、子どもと養育者と私、そしてスタッフとも喜び合い、少々嫌がられても、子どもちゃんに頬ずりしています（笑）。こんな風景が歯科医院のスタンダードになればよいなぁ〜と思いながら、NDL mint-seminar の小児関連講師を務めている私は、北は北海道、南は沖縄まで、全国を行脚しています。他方、近所の子育て支援センターや保育園・幼稚園など、一般の方向けにも講演する機会をいただいています。
　乳児から学童期の子どもまで、口腔機能の発育不全を予防できるのは、私たち歯科医療従事者をおいて他にいません。「口腔機能のことも自院で取り入れたいけど、どうしたらよいのかわからない……」という歯科医療従事者はたくさんいます。まずは本書で、私と一緒に勉強しましょう。
　歯科医師や歯科衛生士のみなさんは、鏡を手に取り、顔を見てください。口腔機能のよい顔をしていますか？　まずは自分のお顔から、よくばりレッスンを始めましょ♪

2017年12月
大阪府・医療法人中村歯科 キッズデンタルパーク／NDL㈱　歯科衛生士
宮坂乙美

Chapter 1

口腔機能を知り、育む

7

01 院内ストーカーになることが
「口腔機能を診る」への第一歩 …………………… 8
02 乳児の口腔を知り、0歳から歯科保健指導を………14
03 親子のスキンシップが口を育てる第一歩！…………22
04 口を育てることが"鼻呼吸"への近道………………28
05 ポカン口からキリリ口に！
状態に合わせたトレーニングで、口唇閉鎖を促そう…34

06 正しい発音や姿勢は、
口腔機能の観点からも重要！……………………………46
07 正しい知識で大人も子どもも口臭予防！……………56
08 口腔筋機能療法装置でよりよい顔貌形成を！…………62
09 悪習癖を意識させて、歯列の改善を図る………………68
10 開口癖による上顎前突を
口腔筋機能療法装置で改善！……………………………74

Chapter 2
口腔機能を高める！おすすめ食育レシピ集

 82

- 切り干し大根入りハンバーグ……………………84
- 高野豆腐の射込み煮………………………………85
- にんじんしりしり（すりすり）…………………86
- 豆もやしのごま和え………………………………87
- じゃがいもと豆のしょうゆマヨ和え……………88
- 切り干し大根の甘酢漬け…………………………89
- 根菜の白和え………………………………………90
- トマトと押麦とひじきのジンジャーサラダ……91
- 豆と玉ねぎのサラダ………………………………92
- れんこんサラダ……………………………………93
- 根菜のみそ汁………………………………………94
- アーモンドちんすこう……………………………95

Chapter 1
口腔機能を知り、育む

　昨今、口腔機能が正しく発達していない子どもが増えてきました。口腔領域を専門とする歯科医療従事者でも、口腔機能に関する基本的な知識や、悪習癖などを改善するための指導方法などについて、自信をもっている方はそれほど多くないようです。

　本章では、乳児から小学生の口腔機能の基本を中心に学び、自信をもって指導するためのノウハウを紹介します。

院内ストーカーになることが「口腔機能を診る」への第一歩

食育のハード面＝口腔機能

　パソコンにいくらよいソフトが入っていても、パソコン自体の性能がいまひとつでは、うまく機能してくれません。食育も同様で、口に入る食べものに気をつけていても、口の機能が悪ければ健全な食生活を営むことはできません。

　患者さんは食べものに関し、管理栄養士や料理研究家など、多職種の方からいろいろお話を聴いたり、指導を受けたりする機会があるかもしれません。しかし、口腔機能に関してしっかり指導ができるのは、歯科医療従事者の私たちを除き、他にいないのではないでしょうか？

　では、いきなりDHにレッスン！

Q 図1の患者さんには、どのような指導が必要だと思いますか？

　十数年前に長谷ますみ氏（NDL㈱）のセミナーを受講した際、私は長谷氏からこのように質問されました。当時は恥ずかしながら、「えっ……、プラークコントロールが悪いから、TBIをすればいいんじゃないの!?」としか思いつきませんでした。みなさんはわかりますか？

　この患者さんにTBIを行うのはもちろんですが、このハードプラークは口呼吸、または開口癖が原因です。ですから、普段から口を閉じて鼻呼吸をするように指導する必要があります。私はこのとき、「え〜っ！　DHってそんなところも指導するの!?　呼吸にまで目を向けなければならない

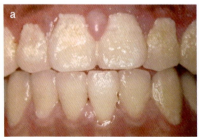 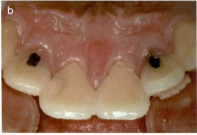

図❶　この患者には、どのような指導が必要なのか。a：ハードプラークがべったりと付着した唇側、b：きれいな口蓋側（長谷ますみ氏のご厚意による）

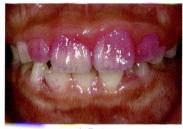
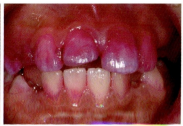
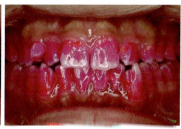

図❷ 開口癖のある子どもたちの染め出し

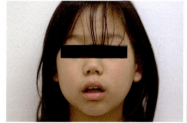
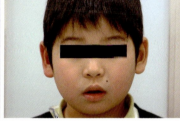
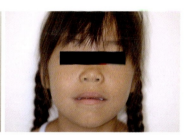

図❸ 開口癖のある子どもたち

んだ！」と目からウロコでした。

実際に院内で子どもたちを診ると、ハードプラークが唇側ばかりに付着する子がたくさん確認されました（**図2**）。「口が開いている（開口癖）」という根本的な問題に気づかずにTBIのみを行っていたのですから、この状態が改善されないのも無理はありません。そして口もとを診ると、唇を閉じられない子の多さに気づき、いままできちんと診ていなかったのだと反省しました（**図3**）。

口腔機能を知る

いまでこそ「お口ポカン」や「口呼吸」は、歯科界でもかなりポピュラーな言葉になってきました。しかし、診療室で口腔機能に関する指導をきちんと取り入れている歯科医院は、まだまだ少ないのが現状です。

私は本書を読んだ方に、歯周病予防やう蝕予防と同じくらい口腔機能不全予防を考え、予防歯科のスタンダードメニュー化を目指してほしいと思っています（**図4**）。では、口腔機能不全を予防するにはどうしたらよいのでしょうか？

まずは、口腔機能を知らなければなりません。**表1**から、口腔は食物を咀嚼・嚥下する機能だけでなく、他にたくさんの機能があることがわかります。では、これらが機能しているかどうか、どのように見極めたらよいのでしょうか？

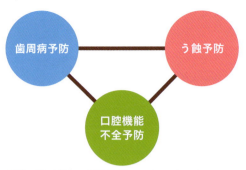

図❹　私が考える予防歯科のスタンダードメニュー

表❶　口腔機能の実際の動き

機能		働き
運動性の機能	咀嚼機能	食物を噛み切り、砕き、粉砕する
	嚥下機能	食物や飲料を飲み込む
	呼吸機能	呼吸、咳、くしゃみ など
	発声機能	構音、叱声、うなり声
	表現機能	顔貌の変化（喜び、悲しみ、怒り など）
	用具機能	噛む、咥える、吸う
感覚機能		味覚、触覚、圧覚 など
消化機能		消化酵素の入った唾液分泌

院内ストーカーになろう！
明日からできる「口腔機能を診る」への第一歩
＝
これらができるのが DH！

● 待合室
最も観察しやすく、子どもも不必要に緊張せず、リラックスできる。待っているときの口の様子や座っているときの姿勢などを観察しよう

● ユニット
学校の話などをしながら、口唇・舌の動きを観察。後ろからエプロンをかけながら、「じゃ〜、お口を診ましょう」はダメ！

図❺　目指せ、院内ストーカー！

院内ストーカーを目指す!?

　ここで、またまたDHにレッスン！　このレッスンでは、DHのみなさんに"院内ストーカー"になってもらいます。「えっ!?　DHの私たちがストーカー!?」と何だか物騒な言葉に驚かれるかもしれませんが、つまり、ユニットで口腔内を診るだけでなく、待合室から子どもの全身に注意を向けようということです（図5）。

　患者さんを呼びに行く以外で、待合室の様子を

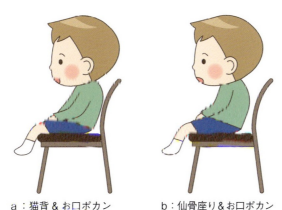

a：猫背＆お口ポカン　　b：仙骨座り＆お口ポカン
図❻　待合室でよく見かける姿勢と口もと

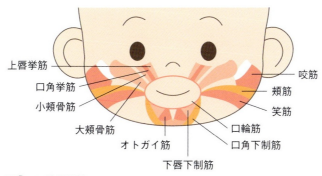

図❼　口腔周囲筋

気にしたことはありますか？　待合室では、椅子に猫背の姿勢で腰かけたり、お尻を前方にずらして座る"仙骨座り"をしている子どもたちをよく見かけます（**図6**）。そして、その多くが口がポカンと開いています。実は、この時点から口腔機能の観察は始まっています。受付からそ〜っと覗くようにしましょう。まじまじと見てしまうと、子どもも「見られているな……」と緊張し、普段の様子がうかがえません。さっそく、明日から"院内ストーカー"を実践しましょう！

口腔周囲筋の機能不全

　口腔機能不全とは、口腔周囲筋（**図7**）の動きが悪かったり、本来とは違う動きをしたりするこ

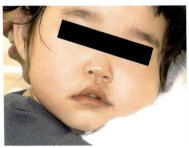 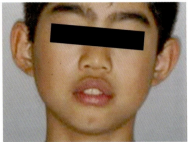

a：開口癖

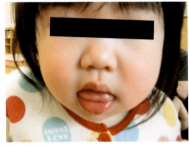 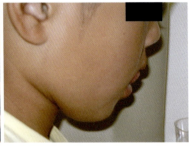

b：舌癖

図❽　このような癖があると、咀嚼・嚥下・発音に異常が現れる

- 咀嚼・嚥下機能を不調和な状態で獲得する
- 扁桃肥大・アデノイド・鼻疾患
- 舌小帯付着異常
- 吸指癖、その他の口腔悪習癖
- 乳歯の早期喪失・低位乳歯・永久歯の萌出途中
- 悪い姿勢

図❾　口腔周囲筋の機能不全の原因

とで、咀嚼・嚥下・発音に異常が現れる状態をいいます（図8）。では、具体的に口腔周囲筋の機能不全とはどのような状態なのかを考えてみます。

　口唇は、本来安静時では上唇と下唇が軽く触れ合っているのが正常ですが、現在は子どもから大人まで口をポカンと開けているのをよく見かけます。また、上唇と下唇の間から舌が見える子どもも多く見られます（舌癖）。このような異常の発

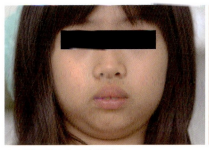
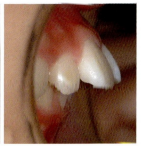

a：開口癖からの上顎前突

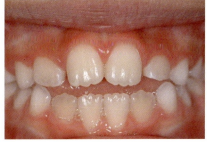
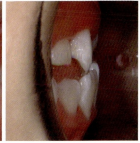

b：舌癖による開咬・下顎前突
図❿　開口癖、舌癖による開咬・下顎前突

図⓫　唇圧・舌圧・頬圧のバランスで歯列は決まる

生は、**図9**が原因といわれています。

　口腔周囲筋が負の作用を起こすと、歯列に影響を及ぼします。開口癖があり、歯が上唇によって抑制されていなければ、上顎前歯は突出します（**図10a**）。同じく開口癖があり、舌が低位で下顎前歯を常に押した状態だと、下顎前歯は前突します（**図10b**）。また、舌を上下の歯の間に入れる癖があると、開咬してしまいます。唇圧・舌圧・頬圧のそれぞれバランスがとれている位置に、歯は並ぶようにできています（**図11**）。

　年齢が上がるにつれ、誤って獲得した機能の是正は困難になります。だからこそ私たちDHは、患者さんが早い月齢・年齢であるうちから、指導していかなければなりません。

【参考文献】
1）姫野かつよ：チェアサイドや介護現場で役に立つ 口腔筋機能改善コンディショニング技法の基礎知識. 砂書房, 東京, 2007.
2）山口秀晴, 大野粛英, 高橋 治, 橋本律子：MFT 臨床 指導力アップ・アドバンス編. わかば出版, 東京, 2012.
3）宮坂乙美：【小児】口腔機能のチェックポイントと泣かさない対応. DHstyle, 8(13)：18-23, 2014.

乳児の口腔を知り、0歳から歯科保健指導を

「歯科医院に赤ちゃんは来ないのに知る必要あるの？ そもそも歯も未萌出なのに……」と思われるかもしれませんが、歯科保健指導は0歳児から始まっているのです！

乳児の口腔

乳児の顔面は大人の縮小版ではなく、顔の下部が体の成長とともに長くなっていきます（図1）。乳児の喉頭蓋が高いのにお気づきですか？ "ゴックン"と唾液を飲み込んだとき、呼吸はどうでしたか？ ほとんどの大人は嚥下時は無呼吸ですが、乳児は呼吸しながらでもおっぱいやミルクを嚥下できるといわれています。

1．顎間空隙
吸啜（きゅうてつ）で口腔内に入り込んだ乳首を、咬反射などで傷つけないためにあります。

2．副歯槽堤・吸啜窩
上歯槽堤の内側に、副歯槽堤という2つめの歯肉の土手があります。その内側が洞穴（吸啜窩）のようになっており、陰圧が形成されて哺乳しやすい形態になっています。副歯槽堤は1歳前後に消失し、固形物を食べるための準備が行われます。

3．Bichat（ビシャ）の脂肪床
頰粘膜の内側に膨らみがあり、乳汁の飛散を防止します。乳首を側面から支えています。

乳児の嚥下

乳児がおっぱいを飲む哺乳動作は、「哺乳反射」によって行われます。乳児が生まれたときから備わっている反射（原始反射）で、おっぱいを咥えて飲み込むまでに以下のような段階があります（図2）。

探索反射：口唇やその周辺にものが触れると、触れた方向に開口する反射。乳児はおっぱいが近くにあると思い、一生懸命探します。

捕捉反射：口唇やその周辺にものが触れると、触れた方向に口唇と舌で咥えようとする反射。乳児はおっぱいを咥えようと必死になります。

吸啜反射：乳首や哺乳瓶などの口腔内に入ってきたものを咥えて吸う反射。乳児が力一杯おっぱいを吸うのに必要です。

嚥下反射：口腔内に流れ込んだ液体を飲み込む反射。授乳の際、乳児は口唇と顎が開いたまま（乳首を咥えたまま）で口蓋と舌で乳首を支え、「飲み込む」動作をしています。これをおっぱい嚥下＝乳児嚥下といい、哺乳動作が消えて大人と同じ嚥下になると、大人嚥下＝成熟嚥下と呼ばれるようになります。

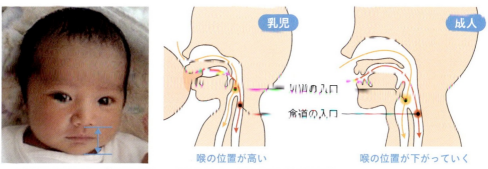

a：下顔面高が短く、喉頭蓋が高い。成人と比べ、喉頭の位置が鼻腔に近い

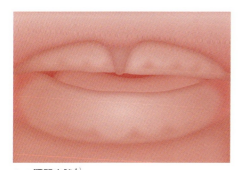

b：顎間空隙[1]

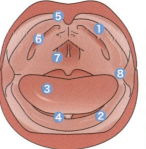

❶上顎槽堤
❷下顎槽堤
❸舌
❹舌小帯
❺上唇小帯
❻副歯槽堤
❼吸啜窩
❽Bichat の脂肪床

c：乳児の主な口腔組織

図❶　乳児の口腔の特徴

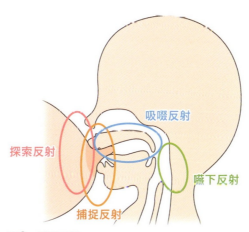

図❷　哺乳反射

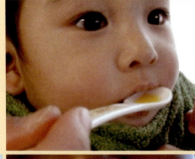
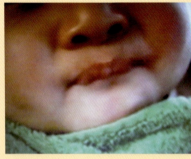
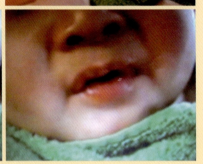

図❸　離乳食の開始時の特徴。ポタージュ状のものを食べる時期

離乳食

厚生労働省が策定している「授乳・離乳の支援ガイド」に準ずるかたちで、0歳児教室などでは養育者にお話ししています。

1．離乳食開始（5〜6ヵ月ごろ）

哺乳反射による動きが少なくなったときが離乳食開始の目安となります（**図3**）。この時期にDHが指導するのは"姿勢"です。5〜6ヵ月ごろの乳児はお座りがまだ完全でないので、姿勢を少し後ろに傾けて安定させます。液体の吸啜反射とは異なり、捕食したものを舌で食塊形成し、咽頭に送り込まなければなりません。しかし、動きがまだ不十分なので、重力を使って食物を送り込む手助けをします（**図4**）。

これは嚥下機能が衰えてきた高齢者にも行うことがあります。小児の口腔機能の発達と高齢者の衰えは逆行している部分があるため、両方の分野を勉強しておくと、さらに理解が深まると思います（**図5**）。

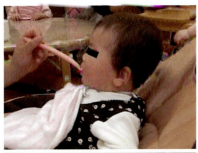
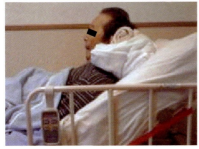

▲頭部が伸展していると誤嚥しやすいため、必ず頭部前屈姿勢で

図❹　離乳食開始時の摂食姿勢

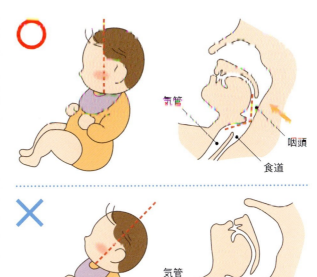

	発達 →			
乳児	**初期** おっぱい以外のものを唇で捕食して飲み込む	**中期** 舌でつぶせるとろみ、形のある軟らかいもの	**後期** 歯肉でつぶせる硬さのものを食べる	**完了期** 大人の食事に近いものが食べられる
		舌の動きが多様化	歯肉で噛む	徐々に大きいものも噛んですりつぶせる

	衰え →			
高齢者	**普通食** 家族と同じものが食べられる	**刻み食** 自分で噛み砕くことができない	**嚥下食** 飲み込みが悪くなるとろみ、かたちのある軟らかいもの	**ゼリー食** 飲み込みできるくらいのゼラチンゼリー
		咀嚼力の低下	嚥下力の低下	嚥下困難

図❺　乳児と高齢者の摂食嚥下

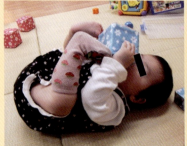
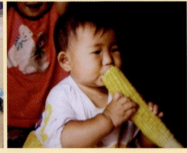

舌食べ（べろ食べ）：舌で押しつぶす

- 上唇
  閉じてきて食べものを捉えるようになる
- 舌
  上下運動＝左右対称
- 歯
  乳前歯が萌出し、食べもの以外のものを口に運ぶ・しゃぶる ➡ 歯固め ➡ 自食の準備

▲歯の萌出前からしゃぶることは、積極的な捕食を促すのに役立つ。ただし、養育者の見守りを必須化し、誤飲・誤嚥に注意する

図❻　7～8ヵ月ごろの特徴。かたちのある軟らかいものを食べる時期

2．7～8ヵ月ごろ（目安）

　この時期（図6）は、スプーン選びと捕食の方法を指導します。では、ここでDHにレッスン！

Q 離乳食が始まって間もない乳児には、図7のどのスプーンが適しているでしょうか？

　理想的なのは③の平らなスプーンですが、数ヵ月しか使用しないものにしては高価です。手軽に購入できるようでしたら③をすすめますが、ないようでしたら100円ショップなどで購入できる①のティースプーンでも問題ありません。ただ、捕食のさせ方に注意が必要です。この時期は口唇閉鎖力が弱く、上唇の使い方も上手ではないので、①のようにホールが深いと、底部分にあるものを捕食しにくいのです。

　図8 dのように、スプーンにあるものを全部取り込んでもらおうとこじあげると受動的な食べ方

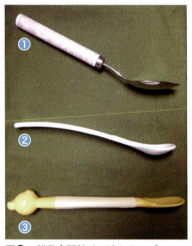

図❼　離乳食開始時に適したスプーンの形態とは？

になり、上唇の機能が育ちません。乳児のお口ポカンの原因はここから始まっているのではないでしょうか？　上唇をしっかり使って捕食し、口唇

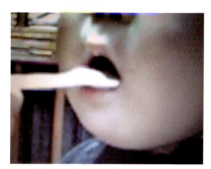
a：下唇にスプーンを乗せる

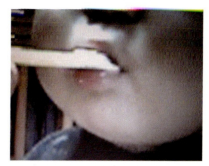
b：上唇が下りるのを待ち、下りないときは食介者が反対の手で唇を下ろす

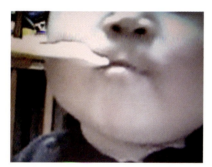
c：スプーンを真っすぐ引き抜く

図❽　捕食のさせ方

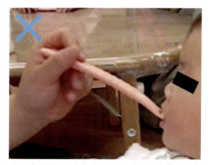
d：上唇を下ろさないからと、スプーンをこじあげない

閉鎖したまま咀嚼することを学ばせなければなりません（図8）。

3．9〜11ヵ月ごろ（目安）

この時期の特徴は図9のとおりです。

4．12〜18ヵ月ごろ（目安）

手づかみ食べをするようになると、食べものをこねたり、ちぎったりするので手と口がベトベトになり、養育者としては困った状況になります。しかし、手づかみ食べで覚えることはたくさんあります（図10）。

「食べものと口の距離がわかる」、「食べものの温度を知る」、「食べものの硬さを知り、力加減がわかる」など、子どもの発達に重要な役割を果たします。18ヵ月をすぎると幼児食に近いものが食べられるようになり、母乳やミルクに代わって食べもので栄養を摂るようになります。

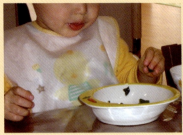
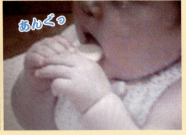

歯肉食べ（歯ぐき食べ）
- 舌
  左右運動＝左右非対称の動きができるようになる
- 歯
  前歯で"あんぐっ"とかじり取らせる
- 手づかみ食べを覚える

図❾　9〜11ヵ月ごろの特徴。歯肉で押しつぶせるものを食べる時期（バナナが目安）

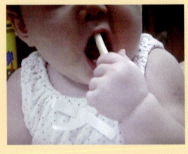

歯肉食べ（歯ぐき食べ）
- 歯
  前歯で"あんぐっ"と噛みちぎり、頬張りすぎたり、食べこぼしながら一口量を覚える
- 口・手・目
  協調動作を獲得し、手づかみ食べが充実する ➡ 食具を使用した食べる動きを覚える

◀まだ協調動作を獲得できていないので、縦向きにせんべいを入れ、オエッとなってしまった

図❿　12〜18ヵ月ごろの特徴。歯肉で押しつぶせるものを食べる時期（肉だんごが目安）

水分摂取

　母乳やミルクで水分を摂取しているとはいえ、乳児嚥下と成熟嚥下では、また話は変わります。水分は重力で咽頭に流れ込んでしまうので、口からこぼれたり、むせたりすることがあります。

1．スプーンから水分摂取
　上唇がスプーンの水面に触れ、すすり込む量を調節できるようになることが、水分摂取の第一歩です（図11a）。

2．コップから水分摂取
　センサー役の上唇が水面に触れるようにコップを傾けていきます。上唇を水が乗り越えたり、連続して飲ませないように注意が必要です（図11b）。

3．ストローから水分摂取
Q 図12cの乳児は、ストローマグからなかな

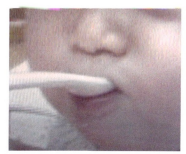
a：スプーンから水分摂取

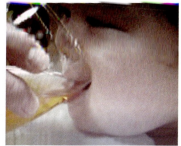
b：コップから水分摂取

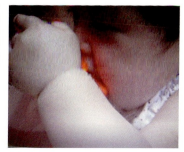
c：ストロー（ストローマグ）から水分摂取

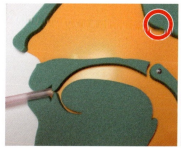
d：ストローの位置

図⓫　水分摂取

か水分摂取ができず、怒ってしまいます。なぜうまく吸えないのでしょうか？

　答えは、ストローを咥える位置が違うためです。ストローを咥えてみると、前歯から奥に入らないことがわかります（図11d左）。この子は奥までストローを引き込んでいるため、おっぱい飲みの哺乳動作になり、うまく吸うことができませんでした（図11d右）。これでは嚥下時に無呼吸である成熟嚥下をいつまでも獲得できないので、やはりコップ→ストローのステップが望ましいでしょう。ストローでの最初の練習時に、ストローの先端が上下前歯を超えないように養育者が手を添えるとうまくいくようです。

【参考文献】
1）金子芳洋．上手に食べるために 発達を理解した支援．医歯薬出版，東京，2005．
2）向井美惠：お母さんの疑問にこたえる 乳幼児の食べる機能の気付きと支援．医歯薬出版，東京，2013．
3）巷野悟郎，向井美惠，今村榮一：心・栄養・食べ方を育む乳幼児の食行動と食支援．医歯薬出版，東京，2008．
4）林 良寛・斉藤 哲：哺乳運動を科学する．第54回 日本未熟児新生児学会学術集会 教育セミナー，2009．
5）厚生労働省：授乳・離乳の支援ガイド．http://www.mhlw.go.jp/index.shtml

03 親子のスキンシップが口を育てる第一歩！

　本項は、"乳児の口を育てる"をテーマにお話しします。0歳児からの歯科受診をむし歯予防としてだけでなく、口腔機能不全予防のスタンダードとするためにしっかり学んでくださいね。まずは、乳児をもつ養育者からよく相談される「食べること」についてです（**図1**）。

乳児の養育者からの相談

1．口に含んだまま飲み込まない

　このご相談はとても多いです。「よその子はモリモリ食べているのに、うちの子はなんだかいつまでも口に入っている……」と悩まれるようです。まずは食欲に個人差があることをわかってもらわなければなりません。子どもには、それぞれ食べる時期と食べない時期があります。また、1日のなかで空腹でないときに食事を出されても、食べたくないので当然、咀嚼・嚥下をしません。

　最初に生活習慣・食習慣の見直しから話さなければなりません。上に兄・姉がいる影響で、乳児のうちから甘くて濃いおやつやジュースを摂取していると、三度の食事が味気なく感じてしまい、食が進まないことがあります。あるいは、その時点で獲得されている口の機能と食材、または食形態が合っていないことも考えられます。「飲み込む気持ちや意欲がない」のか、「飲み込めない」のか、確認しなければなりません。

2．食べこぼし

　単に、介助時の一口量が多いだけの場合があります。あるいは口唇閉鎖力が弱く、こぼしてしまうことも考えられます。あとは、自食を開始したころは手の動作が未熟で、口と手、目の協調動作がうまくできていないのかもしれません。

3．ムセる

　高齢者の場合、口腔から咽頭の機能が衰えて喉頭蓋が締まるタイミングが悪く、飲食物が気道に入ってムセてしまいます。乳児の場合、口腔から咽頭の機能が未発達なので、一口量が多いと一度に飲み込めず、飲食物が気道に入ってムセることがあります。水分などは重力のままに流れ込むの

- **口に含んだまま飲み込まない**
  食欲、生活習慣、口の機能と食べもの・形態
- **食べこぼし**
  一口量、口唇閉鎖力、口・手・目の協調動作
- **ムセる**
  一口量、乳児様嚥下、口呼吸

　DHは 何を指導？　どのようにアプローチ？

図❶　乳児をもつ養育者からよく相談される内容

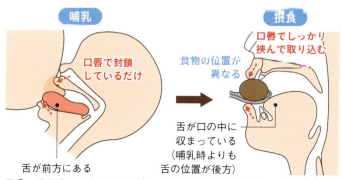

図❷ 乳児嚥下と成人嚥下の違い。乳児嚥下と呼吸に関し、呼吸しながらとする説[2]と無呼吸とする説[4]など、諸説ある（参考文献[1]より引用改変）

で、とくにムセやすいです。

または、本来は口唇を閉じ、舌を口蓋に吸いつけて無呼吸で嚥下する成人嚥下に移行している時期に、口唇閉鎖せずに舌が前方へ動き、呼吸をしたまま嚥下する乳児嚥下が残存しているのかもしれません（図2）。乳児嚥下のままだと、呼吸と嚥下のタイミングが合わないので、ムセを起こしやすいです。

この他にも、いろいろ相談を受けることがありますが、その場で食具や食べ方の確認ができるとアドバイスがしやすいと思います。受診時に普段使用しているスプーンや離乳食を持参してもらうとよいですね。

鼻呼吸を確認する

1．鼻呼吸ができるか

乳児のうまく食べられない原因に開口癖や口呼吸があります。もともと乳児は鼻呼吸しかできないのですが、喃語や離乳食の開始によって口呼吸を覚えます。ただし、口唇閉鎖力がない場合、開口癖や口呼吸がそのまま残存してしまいます。そのような状態を改善するには、どうしたらよいのでしょうか。

最初に、乳児が鼻呼吸ができるかどうかを確認します。事前に耳鼻科を受診してもらい、鼻疾患の有無も忘れずに調べてくださいね。鼻が悪いのに鼻呼吸を練習しようとしても、苦しいだけです。鼻呼吸ができているかを確認するには、養育者が手で口を閉じて鼻のところに鏡を当て、鏡が曇れば問題ありません。または、鏡の代わりにティッシュペーパーを使うと、鼻呼吸ができればティッシュペーパーがヒラヒラと揺れます。この状態を少しずつ延ばしていくと鼻呼吸を意識するようになり、口唇も閉じやすくなります（図3）。

「もう少し踏み込み、何かトレーニングを！」と思っても、直接アプローチしようにも乳児は言

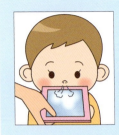
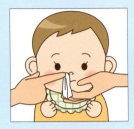

a：鼻の下に鏡を置き、鼻呼吸を確認

b：口を閉じ、鼻にティッシュペーパーを近づけて揺れるか確認する。この状態の時間を少しずつ延ばしていく

図❸　乳児の鼻呼吸の確認（a）・練習（b）

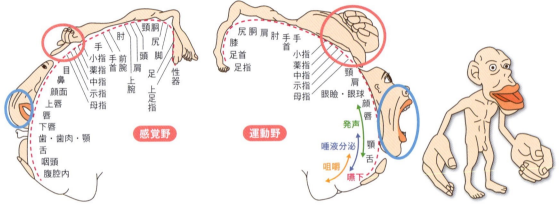

図❹　脳の中の口と手の占める割合。左：ペンフィールドのマップ（大脳皮質の感覚野・運動野）、右：ホムンクルスの小人

葉がわかりません。ですので、ここはやはり養育者の出番です。

2．ホムンクルスの小人ができる？

みなさんは歯科衛生士学校で、ペンフィールドのマップを習ったことを覚えていますか？　カナダの脳神経外科医であるペンフィールド氏の実験で解明された、脳の各部位と全身の感覚野・運動野の対応図のことです（図4左）。手や口は大脳皮質の感覚野・運動野を占める割合が大きく、その割合で人をつくると、手や口が妙に大きいホムンクルスの小人ができ上がります（図4右）。

これは、「口や手を使ったり、触ることで脳が活性化」し、それに伴って「口腔周囲筋も刺激され、活発に動くようになる」ということを意味します。その観点から、養育者には「乳児に積極的に触ってほしい」とお話ししています。図5〜7

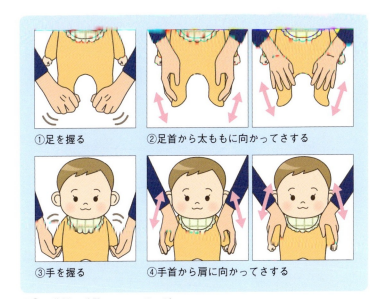

図❺ 乳児の手足へのマッサージ

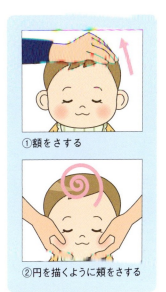

図❻ 乳児の顔へのマッサージ

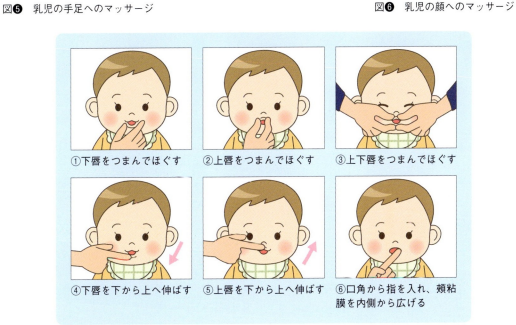

図❼ 乳児の口唇へのマッサージ

は高齢者施設の口腔ケア研修でもよく取り上げられています。寝たきり状態の高齢者の手をさすったり、口腔内に歯ブラシを入れる前に口唇を伸展させるなどマッサージを行うと、本人の反応がよくなります。また、食事がスムーズにいくこともあり、その乳児版ですね。

では、ここでDHにレッスン！

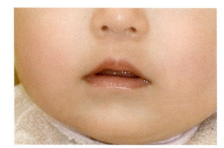

図❽　開口癖のある子どもの口もと。上唇がめくれ上がっている

Q　言葉がわからない乳児には、具体的にどのように対応すればよいのでしょうか？

まずは、養育者に乳児を触る機会を増やしてもらうところから始めます。

乳児の手足を触る

相手がいくら大好きな母親でも、いきなり口唇や口腔内を触られたら乳児は驚いてしまいます。身体の中心になるほど敏感になるので、末梢の四肢から始めてもらいます。いまは、アロマオイルに詳しいDHもたくさんいらっしゃることでしょう。そのような方には、アレルギーや適応をよく知ったうえで利用していただくのもよいかもしれませんね。

私が乳児にマッサージを行う際は、まずは乳児を寝かせて足指や足を握り、下腿や大腿をさすります。次に、手を握ってから前腕や上腕をさすり、肩へ移ります。そして、額→頬→下唇→上唇→口腔内と触ります（下唇よりも上唇のほうが敏感なので、下唇から行う：図5～7）。

口唇へのマッサージは、最初に下唇全体をつまんでほぐしたら、上唇全体をつまんでほぐします。この"全体"がポイントで、狭い範囲でつまみすぎると、つねるようになってしまうので要注意です。次に、上下唇をつまんでほぐしたら、指の腹で下唇を下から上に引き伸ばし、上唇も同様に行います。口腔内は口角から指を入れ、頬粘膜を内側から広げる感じで伸ばします。

開口癖のある子どもは、図8のように上唇がめくれ上がっています。この状態が継続されると上唇が硬くなるので、マッサージで軟らかくして唇を閉じやすくします。養育者のなかには、「乳児の口の中に手を入れるのはちょっと……」と躊躇する方もいらっしゃるので、同時に口腔ケアスポンジを使う方法をお知らせしています（図9）。

歯の萌出前の仕上げ磨きの準備として、乳児の口を触るのはとても有効です。口腔や口腔周囲を触られ慣れているので、歯ブラシでの歯磨きが始まっても、比較的スムーズに仕上げ磨きができるようになります。

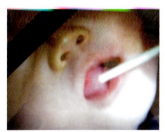 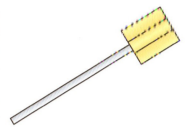

a：スポンジブラシを口角から入れ、頬粘膜の内側から広げるようにマッサージする

b：ドラッグストアなどの介護用品や口腔ケアグッズのコーナーで販売されている。基本的にはディスポーザブル

図❾　スポンジブラシを使ってマッサージを行う（a は南部知子氏のご厚意による）

　マッサージの話をすると、毎日決まった時間に「やらねば!!」と気負ってしまい、とても頑張ってしまう養育者がいらっしゃいます。一方で、テレビやスマホなどの受動的視聴ばかりさせたり、あるいは自分がスマホにかかりきりになっている養育者もいます。どちらのタイプの方にも、「親子が心穏やかにすごせる時間を利用し、"赤ちゃんと向き合う"、"赤ちゃんに触れる"ことができるとよいですね」とお話ししています。

　何年か前から"サイレントベビー"という言葉を聞かれるようになりました。これは感情表現が極端に少ない乳児のことをいい、泣かない、笑わない、目を合わさないなどが目立ち、表情が乏しいのが特徴です。原因の1つに、養育者があまり構わないことが挙げられます。そのような子どもにしないためにも、乳児をしっかり見守ってほしいものです。食べることなどの正しい機能の獲得は、とても大事なことです。

　まずは乳児が表情豊かにすごせる状況を、養育者が作っていくことが大事なのではないでしょうか。それには、養育者自身が表情豊かに過ごせることです。私は母親教室で、「"赤ちゃんと何して遊ぼうかな〜"と思ったときは、お母さんが"アップップ"や"レロレロ〜"、"いない、いないばぁ"などの変顔を見せてあげてください」とお話ししています。乳児がそれを真似て、顔や口をいっぱい動かすようになります。それが何よりの"口を育てる第一歩"になるのではないでしょうか。

【参考文献】
1）北海道保健福祉部 HP：障害のある子どもたちのための摂食嚥下障害対応ブック．
2）田角　勝：超音波検査法による nutritive と nonnutritive sucking の検討．日本新生児学会雑誌，24（2）：534-538，1988．
3）田村文誉，楊　秀慶，西脇恵子，大藤順子：上手に食べるために．医歯薬出版，東京，2005．

口を育てることが"鼻呼吸"への近道

鼻呼吸と口呼吸の違いを知ろう

　3歳をすぎると、幼児は全身の発達も目ざましくいろいろなことができるようになり、言葉の理解もかなり進んできます。そのようななか、幼児と養育者に口腔機能を育てる意識をもってもらうために、私たちはどのように指導をすればよいでしょうか。最も伝えるべきことは、やはり呼吸と口を閉じることの重要性でしょう。

　私は現在50代ですが、子どものころ、ポカンと口を開いている子は、「口を閉じなさい」、「歯を見せるな」などと、よく学校の先生に怒られたものです。いまはそんな注意を受けることもないようですね。

　では、ここでDHにレッスン！

Q　人間の身体の中で、呼吸器の始まりはどこでしょう？

　答えはかんたん、「鼻」ですね。「口」でも息はできますし、発語や楽器を吹く際には口から息を吐きますが、「口」は基本的に消化器官の始まりです。

1．鼻呼吸と口呼吸

　鼻呼吸には、空気を吸い込んだときに鼻腔の入口にある鼻毛がフィルターとなって異物侵入を防ぎ、さらに鼻腔奥の線毛組織がホコリやウイルスなど、有害なものを絡め取るという役割があります。また、鼻腔粘膜が湿度や温度を調整し、肺や気管支への刺激を少なくして、鼻腔内で外気を無刺激化・無毒化しているのです（**図1**）。

　つまり、口で呼吸をすることは、これらの働きがなされずに有害物質が入り込み、咽頭部が慢性炎症を起こしたり、皮膚や内臓などの全身に弊害をもたらすことがあるのです（**図2**）。

2．口呼吸による弊害

　咽頭部には咽頭扁桃・耳管扁桃・口蓋扁桃・舌扁桃があり、咽頭の入口を取り囲むような輪を形成していることから、ワルダイエルリングと呼ばれています（**図3**）。

　口腔や鼻腔から侵入した病原菌は、この扁桃組織で体内への侵入を防御していますが、病原菌に感染しやすく、炎症を起こしやすいという面もあります。また、扁桃の炎症が慢性化すると病原菌の「巣」となり、細菌や毒素が血液やリンパの流れとともに全身を巡り、扁桃病巣感染症を引き起こします。

　関与しているといわれる疾患には、腎臓疾患や関節リウマチ、皮膚疾患では掌蹠膿疱症やアトピー性皮膚炎があります。これらのことからも、歯

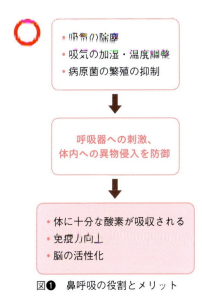

図❶　鼻呼吸の役割とメリット

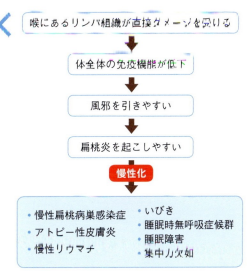

図❷　口呼吸の弊害（全身の問題）

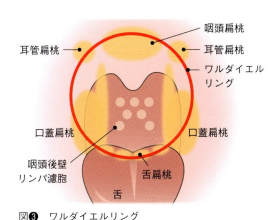

図❸　ワルダイエルリング

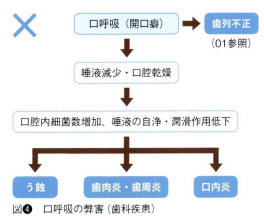

図❹　口呼吸の弊害（歯科疾患）

科臨床から口呼吸の恐ろしさを伝え、しっかりと指導をしていかなければなりません。口呼吸による歯科的問題や歯列不正に関しては、本章01をご覧ください。唾液の減少によって口腔乾燥を引き起こし、う蝕や歯肉炎、歯周炎、口内炎への影響があることを復習できます（図4）。

　以上のことから、口呼吸（開口癖）にはデメリットが多く、鼻呼吸へと改善する必要があります。

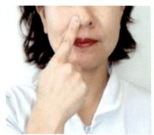
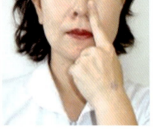

図❺a：鼻呼吸の確認

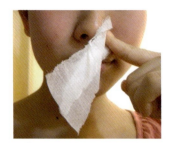

図❺b　鼻呼吸の練習。幼児以上に行う

　では、幼児に対してどのような改善方法があるのでしょうか。

「臨床指導」で口を育てる

1．鼻呼吸の練習

　乳児と同じように、まずは鼻呼吸ができるかを確認しましょう。図5aのように、口を閉じて鼻を片方ずつ押さえてから呼吸をします。鼻呼吸をもっと意識させるために、ティッシュを使ってもよいでしょう（図5b）。

　開口癖のある子どもは、鼻呼吸の仕方がわからず、口を閉じるように注意をしてもできない場合があります。以前、私は次のような体験をしました。

　ある日、14歳の女子中学生と母親が、「開口癖があり、出っ歯だから診てほしい」と来院しました。確かに口がポカンと開いています。上顎前突、さらにはオープンバイトもありました。その場で鼻呼吸をするように促すと、母親が「口を閉じて鼻で息をしなさい！」と怒り出しました。すると女の子は母親に向かって、「鼻で息なんかしたことないもん！　どうやってするか、わからない‼」と大ゲンカを始めました。「（鼻で息をする方法がわからない⁉）」と、このときの驚きはいまでも忘れません。鼻呼吸に改善させるには、口を閉じてもらうだけではダメなのだと知りました。鼻で呼吸をしたことのない人には、そのやり方から教えなければならないのです。

2．普段の生活のなかで、口腔周囲筋を意識する

　3歳ごろの幼児は、言葉をだいぶ理解できる年齢とはいえ、本格的なトレーニングを行うにはまだ早いでしょう。そこで、普段の生活のなかで口を育てる工夫を養育者にお話しします（図6）。

　「ふ〜ふ〜」と吹く動作は口唇・頬・舌などの発語器官が強調して働くため、発語の基礎になります。また、「ずるずる」と啜ったり、「すぅ〜」と吸う動作は、発語や食事をする土台となります。ストローは細いものを使うと、しっかり吸うことを覚えるのでよいかもしれません。

　「ぺろぺろ」と舐める動作は、舌の機能を育て

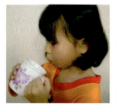 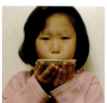 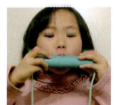 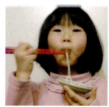 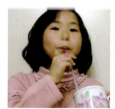

a：「ふ～ふ～」と吹く　b：「ずず～っ」と啜る　c：楽器を吹く　d：「ずるずる」と啜る　e：「すぅ～」と吸う

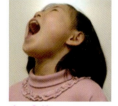 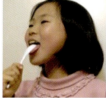 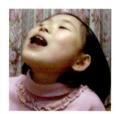

f：うがい　g：スプーンについたものを舐める　h：口蓋に張り付いたものを舐める

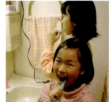 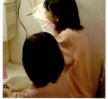 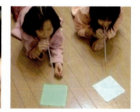

i：歯磨きや洗面で、口や顔を意識する　j：飴を舐める　k：折り紙を吹いて飛ばす

図❻　普段の生活のなかで口腔周囲筋を意識させる

ます。また、「ブクブクうがい」や「ガラガラうがい」、「ペッと水を吐き出す」動作は、口唇・頬・舌咽頭の筋肉が協調して動きます。つまり、ブクブクとすることで口唇閉鎖力がつき、ガラガラとすることで軟口蓋の動きがよくなるのです。また、ペッと吐き出すことで唇のコントロールができるようになります。さらに、歯磨きや洗面で口の中や顔面に触れると、口を意識するようになります。

3．ポカンＸを活用する

　ポカンＸ（オーラルアカデミー）は口唇閉鎖を継続できるようにするための装置で、1|1（A|A）の唇面に突起部分を当て、口唇を閉鎖して使用します（図7）。鈴がついているのは負荷をかけるためです。宿題やゲームをするとき、テレビを観るときなどに咥えるように指示しています。使うように伝えるだけでは実施しないことも多いので、使っ

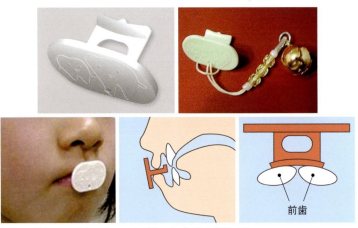

図❼　ポカンX（オーラルアカデミー）とその使用方法

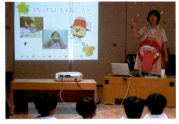

a：3〜5歳児の集団指導にて、口の働きを質問

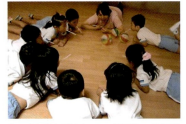

b：唇だけでストローを咥え、紙風船サッカーをする

図❽　保育園での口腔機能学習

たことを記録していくカレンダーを渡して記載してもらい、使用状況を把握できるようにします。

「集団指導」で口を育てる

1．保育園・幼稚園・小学校での口腔機能説明

　みなさんのなかには、いままで保育園や小学校などで集団指導を行ったことのある方もいるでしょう。歯科保健指導で出向くのですから、う蝕予防やブラッシング指導についてはもちろん、ぜひ口腔機能に関するお話もしてくださいね（図8）。

2．あいうべ体操の実践

　あいうべ体操についてはご存じの方も多いと思います。これは、福岡県開業の内科医・今井一彰先生が提唱されている、口を閉じて鼻呼吸を促すためのトレーニングです（図9）。このトレーニングで口腔周囲筋を鍛えます（図10、11）。

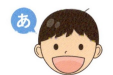 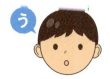 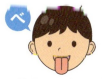

① 「あ〜」と口を大きく開く

② 「い〜」と口角を真横に引く

③ 「う〜」と唇を前方にとがらせる

④ 「べ〜」とベロを思い切り下顎を舐めるように突き出す

- できるだけ大げさに、声は少しでOK！
- 1回4秒前後のゆっくりとした動作で！
- 1日30回（3分間）を目標にスタート！
- あごに痛みのある場合は、「い〜う〜」でもOK！

図❾ あいうべ体操。①〜④を1セットとして1日30回行い、毎日続ける（参考文献4）より引用改変）

- アレルギー性疾患（アトピー、ぜん息、花粉症、鼻炎）
- 膠原病（関節リウマチ、エリテマトーデス、筋炎、シェーグレン症候群）
- うつ病、うつ状態、パニック障害、全身倦怠感
- 腸疾患（胃炎、大腸炎、便秘、痔）
- 歯科口腔（歯周病、ドライマウス、顎関節症、う蝕、歯列不正）
- その他（いびき、尋常性乾癬、高血圧、腎臓病、風邪など）

図❿ 鼻呼吸によって改善が望めること

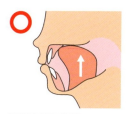 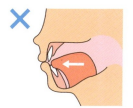 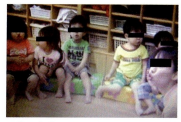

適正な舌の位置　　舌が下がっている

図⓫ 舌の位置は上顎にぴったり。ため息は厳禁

図⓬ 保育園であいうべ体操を実践

図12は、保育園であいうべ体操を毎日実践しているところです。私も保育園・小学校・母親教室などで集団指導を行う際は、必ずこの体操を実践しています。

臨床の場で個人指導をする際は、一つ一つの動作がもう少し難しい「スマイルあいうべ体操」（おとみん考案：あいうべ変法）を指導しています。

【参考文献】
1) 秋広良昭, 高橋潤一, 野呂明夫：アトピー、歯周病がよくなるくちびる体操. マキノ出版, 東京, 2001.
2) 吉村裕美子：吉村歯科医院HP. http://www.eve.ne.jp/yo_dds／
3) 今井一彰：自律神経を整えて病気を治す！口の体操「あいうべ」. マキノ出版, 東京, 2015.
4) 今井一彰：口を閉じれば病気にならない. 家の光協会, 東京, 2012.

05 ポカン口からキリリ口に！状態に合わせたトレーニングで、口唇閉鎖を促そう

　小学1～3年生ぐらいまでは、幼児期の特徴がまだ残っていますが、保護者の言うことを守ることで、簡単な善悪についての理解と判断ができるようになります。加えて、言葉の発達や他者の認識力も高まってくるころです。小学4～6年生ぐらいになると、幼児性がなくなり、思春期の手前で親への反抗心も芽生えてきます。保護者の言葉よりも、友だちの言うことのほうが大事になってくるのも、このころからではないでしょうか。また、発達に大きく個人差が見られることから、自己に対して肯定的になれず、劣等感をもちやすくなる時期でもあります。

　このことから、口腔機能不全を是正するためのトレーニングを行う際は、まず歯科側で機能不全を早期に気づくことが重要で、保護者が管理しやすい小学校低学年までに始めたほうが、親子ともにすんなりと受け入れられると思います。

口腔機能の診査

　では、小学生以上の子どもの口の状況を知るには、何をしたらよいのでしょうか？　当院では生活習慣問診票の他に、口腔機能診査票（図1）を用います。

　それでは、一つずつ確認していきましょう！

1．扁桃肥大・アデノイド

　口腔内を診るのは歯科衛生士の得意とするところですが、咽まで確認することはあまりないと思います。これを機会にぜひ診てみましょう。

　まず、「あ～」と声を出させて奥舌を少し押して口蓋扁桃を診ます。大きくなっているようであれば、口蓋扁桃肥大の可能性があります。図2は扁桃肥大の小学生です。保護者の話では、「いつも呼吸が苦しそうで、口と肩で息をしている」ということでした。

　アデノイド肥大は耳鼻咽喉科領域のため、歯科で診ることはできませんが、大きくなると鼻の奥が詰まってるような状態になるため、口呼吸になります。扁桃肥大やアデノイド肥大の場合も、耳鼻咽喉科未受診であれば受診をすすめます。年に何度もこれが原因で発熱したり、睡眠時無呼吸症候群などが認められるようであれば、耳鼻科医の判断で手術を行う場合もあります。

2．嘔吐反射

　デンタルミラーの丸い部分で軟口蓋を少しなぞったり、舌根部に軽く押し当ててみましょう。このとき、嘔吐反射を起こすのが正常です。口腔機能の異常がある場合は、軟口蓋や舌根部の動きが悪くて反応が鈍いため、「オエッ」となりません。

口腔機能診査　　　　　　　　　　　　　年　月　日

氏名　　　　　　　　　小　中　年

1　扁桃肥大・アデノイド　　　　有　　　　　　　　　　　　　無
2　嘔吐反射　　　　　　　　　　有　　　　　　　　　　　　　無
3　顎関節の異常　　　　　　　　有　　　　　　　　　　　　　無
4　嚥下時無咬合　　　　　　　　有　　　　　　　　　　　　　無
5　舌の突出の有無　　　　　　　有　　　　　　　　　　　　　無
6　舌の状態　　　　　　　　動きが鈍い　　　大きい　　　　　普通
7　舌小帯　　　　　　　　　短縮症　　　　　短め　　　　　　普通
8　開口癖　　　　　　　　　　　有　　　　　　　　　　　　　無
9　オトガイの状態　　　　　緊張時―安静時・嚥下時　　　　　普通
10　咬加　　　　　　　　　　強い　　　　　　弱い　　　　　　普通
11　口角　　　　　　　　　　　　下がっている―右・肥大・両方
12　口唇圧　　　　　　　　　　　N
13　中切歯の幅　　　　　　　　　mm
14　アングル　　　　　　　　1級　2級　3級（構成咬合　可　不可）

15　患者コンプライアンス　　　　良　　　　　　　　　　　　　悪
16　保護者コンプライアンス　　　良　　　　　　　　　　　　　悪

その他
1　発音
　さ・し・す・せ・そ
　た・ち・つ・て・と
　な・に・ぬ・ね・の
　ら・り・る・れ・ろ
2　姿勢　　　　　　　　　　　　良　　　　　　　　　　　　　悪
3　視力　　　　　　　　　　　　良　　　　　　　　　　　　　悪
4　耳の疾患　　　　　　　　　　良　　　　　　　　　　　　　悪
5　咀嚼パターン
　□ 舌で前方に押す　　　　　□ 咀嚼・嚥下時に過度の緊張が見られる
　□ 余剰唾液が出る　　　　　□ クチャクチャ音をたてて咀嚼する
　□ 食べものやコップを舌が迎えにいく
6　髪の毛が頬にかかっている　　　有　　　　　　　　　　　　　無

図❶　口腔機能診査票（参考文献[2]）より引用改変）

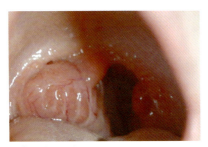
図❷　扁桃肥大

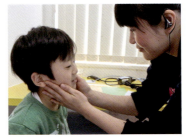
図❸　嚥下時無咬合の確認

高齢者施設で要介護度が高い方は、粘膜ブラシで口蓋の痂皮などを取っても嘔吐反射が起きないほど、感覚が鈍くなっています。

3．顎関節の異常

最大開口と閉口を繰り返し行わせ、顎関節の疼痛や違和感、クリック音などの雑音がないかを確認します。異常が認められたときは、歯科医師による精査・診断・治療が必要です。

4．嚥下時無咬合

ここでDHにレッスン！　これは私のセミナーや講演で必ず行っている実習です。水を用意してチャレンジしてくださいね。

Q　口に水を入れて飲み込んでみましょう。嚥下の瞬間、臼歯は咬合していましたか？

咬合していなくても楽に飲み込めました、なんて人はいませんか？　嚥下時は臼歯は咬合しているのが正常です（図3）。

臨床の場では、子どもに水を嚥下させ、図3のように頬に手を当てて咬筋が触れるかを確認します。口腔悪習癖がある子どもは、嚥下時に咬合せずに飲み込んでいる場合もあります。

咀嚼・嚥下の状態を診療室で診る機会は少ないと思いますが、口腔悪習癖を見定めるためにも、正常な咀嚼・嚥下を理解しておきましょう（図4）。

5．舌の突出の有無

透明のコップで水を嚥下させ、その状況を診ます（図5）。飲食物を口に運ぶ際は、唇が先に食べものやスプーン・フォークなどの食具に触れるはずですが、舌を突出する癖があると舌が先に出てしまいます。

舌の突出癖のある子どもへレッスン！

■オープンバイトがない場合

図6のように、まずバイトさせてから唇を近づけてコップなどを取り込むと、舌の突出を防ぐことができます。

■オープンバイトがある場合

オープンバイトがある状態では、舌の突出を注意しても、意識して是正することはなかなか難しいと思います。トレーニングはまず、舌を鍛えることから始めましょう。当院では、近藤悦子先生

咀嚼	嚥下
①前歯部で咬断 ②小臼歯部はおおまかに食べものを分ける ③大臼歯部で細かく嚙み砕かれる	①舌尖がスポットにある ②口唇は軽く閉鎖 ③舌中央部が口蓋に吸いつけられ、舌根部が押し上げられる ④臼歯は咬合 ⑤口輪筋・オトガイ筋の収縮は認められない ⑥顔の揺れなども認められない

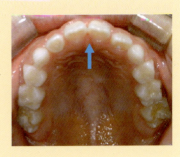

図❹　正しい咀嚼・嚥下

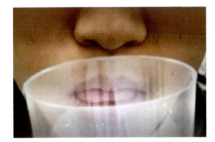

図❺　舌の突出の有無を確認

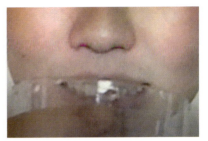

図❻　オープンバイトがない場合、バイトしたままコップを近づける

（東京都開業）のガムトレーニングを行っています（図7）。

● **ガムトレーニング**

指導する際は、以下のことに注意します。

①**ガムを嚙む**

児童にガムを嚙んでもらう際、担当歯科衛生士は「ガムが軟らかくなるまで嚙んでおいてね」と放っておかずに、嚙んでいるところもキチンとチェックしましょう！

Check!

- 左右差なく嚙めているか、咬筋反応しているか
- 大臼歯部まで送り込みができているか
- 口唇閉鎖ができているか

②**ガムを丸める**

Check!

- 舌・口蓋・歯・頬を使って、きれいな球にできているか
- 口唇閉鎖はできているか

③**バイトした状態でガムを口蓋に押しつける**

Check!

- 舌を鍛えるように意識させる
- 舌は前歯に当てないように意識させる

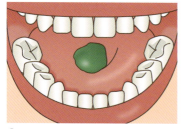 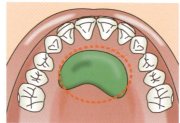 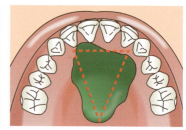

①きれいな球にする　　②上顎の中央に丸く伸ばす　　③唾を飲み込んだ後は三角に伸びる
図❼　ガムトレーニング

- 口唇閉鎖はできているか

④唾液を嚥下

Check!　嚥下の際、ガムが軟口蓋に向かって三角に伸びるように

- 舌を鍛えるように意識させる
- 舌は前歯に当てないように意識させる
- 口唇閉鎖できているか

　当院でこのトレーニングを取り入れた当初は、口唇閉鎖してガムが噛めない、クチャクチャ音を立てる、舌のコントロールができずにきれいな球を作れない、舌をうまく口蓋に押しつけることができない、などが見受けられ、前述の４つを一つの流れのなかで行うことが困難だとわかりました。そこで、最初の１ヵ月は口唇閉鎖して左右差なく咬む、それができたら次の１ヵ月はきれいな球にすることを一生懸命させる、というように、一つずつ段階を踏んでいくように指導しました。

6．舌の状態

　舌のコントロールができるかを診ます。

①口を最大開口させて舌を前方に突き出させ、「あっかんべー」のように下方に下がっていないか、舌尖が丸まっていないかを確認

②最大開口にしたまま舌の左右運動をさせ、動きをみる

③舌を口蓋に吸いつけて、舌打ちができるかをチェックする

7．舌小帯

①思い切り舌を前に出させた際、口唇より舌がでない（図８左）

②または最大開口して舌を口蓋につけた際、舌先がハート型になる（図８右）

　上記の場合は、舌小帯の付着異常の可能性があるため、嚥下や発音に障害が出ることがあります。当院では最大開口時、舌挙上が1/2以下である場合、またラ行の発音にあきらかに障害がある場合は、大学病院に紹介し、舌小帯を切除するケースもあります。

舌小帯切除後のレッスン！

　切除後そのままでは、瘢痕が残るだけで可動域は変わらないため、トレーニングが必要です。歯

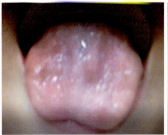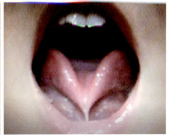

図❽　舌小帯短縮症

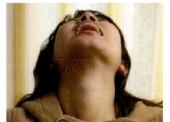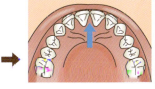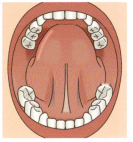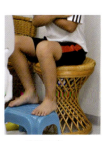

a：まずは最大開口　　　　　b：舌を口蓋に吸い上げる　　　　　　　　　c：足置き台

図❾　ポッピング（a、b）。トレーニング時は足を床につけるようにする。つかない場合は、足置き台を設置する（c）

科医師による術後抜糸時の診断を受け、トレーニングを始めます。

● **舌小帯切除後トレーニング**
①最大開口させて舌を口蓋に吸い上げる×10回
　指導はチェアーではなく椅子で行い、足がつかなければ足置き台を設置します（図9）。最大開口で舌が届かない場合は、届くところから始めましょう。
②ベロ回し（左右回しを各3回ずつ）

■ **実施タイミング**
　すべてのトレーニングにいえることですが、「いつでもよいので時間をみつけて行ってくださいね」と説明するとほぼやらなくなります。「まずトレーニングをして、その後に食事をしましょう」などと時間を指定したほうが、きちんと実施できるようです。

■ **トレーニング終了の目安**
　このトレーニングは舌の可動域を広げることが目的なので、1ヵ月の短期集中で終了するように指導します。最大開口で口蓋に吸いつけることができるようになれば、ゴールです。

8．開口癖
　口唇は、「話す」、「感情表現時」、「楽器を吹く」、「捕食の瞬間」以外、上下の唇が軽く触れ合って

いるのが正しい状態です。年齢を問わず、口唇が開いた状態、いわゆる"お口ポカ〜ン"の状態は、以下の3タイプに分けられます。どのタイプでも、口唇の安静位が悪いといえます。
①口唇は開いているが鼻呼吸
②口唇が開いた状態で、鼻・口呼吸の両方
③口呼吸のみ

　小学生でも高学年になると、美意識が生まれてきます。普段の様子を動画撮影し、口が開いている状態を子ども本人に見せると、「口を閉じなきゃ！」と意識するきっかけになることもあります（図10）。

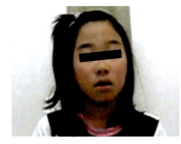

図⓾　普段の姿を動画で撮り、子ども本人に自分を客観的に知ってもらう

開口癖がある子どもへのレッスン！
①**口唇マッサージ**（03参照）
　➡子どものお風呂上がりに実施
②**ブクブクうがい**（04参照）
　➡ブラッシング時に実施
③**ポカンXの使用**（04参照）
　➡ゲーム時・宿題時・TV視聴時に実施
④**スマイルあいうべ体操**（今井一彰先生考案あいうべ体操変法）

　開口癖のある子どもに上記のレッスンを指導しますが、子どもだけで行ってもなかなかうまくいかず、継続しません。ですから、レッスンは必ず親子で一緒に取り組んでもらいましょう。とくに、母親のやる気は子どもに影響します。「お母さんも一緒にアンチエイジングとして行うと、ほうれい線の予防にもなりますよ！」などと伝え、母親のやる気を引き出しましょう。

●**スマイルあいうべ体操（図11）**
①「あ」できるだけ大きな口を開ける
②「い」アベレージスマイル
　これはセミナーで指導すると、できない歯科医療従事者が多くいます。しっかりトレーニングしましょう！
③「う」思いきり口をすぼめる
　目力を使い、おでこにシワを寄せない（前頭筋は使わない）ようにします。口唇閉鎖力がない子どもは目もとに力がないので、この練習をしてキリッとした口もと、目もとを意識してもらいます。
④「べ」舌を思いきり「ベ〜」と出す
　舌を出した後、口腔内に戻した舌の位置が正しい安静位であることを意識してもらいましょう。
　ここでDHにレッスン！

Q　あなたの笑顔、アベレージスマイルですか？
　まずは、スマホを使っていままでに撮った自分の写真を検証してみましょう。上顎前歯が3/4以上、またはすべて見える、アベレージスマイルで写っていますか？　「私、下の歯が写ってる……」なんて声をよく聞きますが、それは口腔周囲筋を

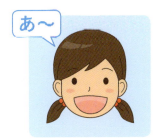
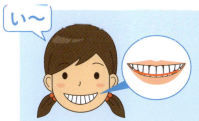

アベレージスマイル
- 上顎前歯が3/4以上〜すべて見える
- 下顎の歯は見えない
- 歯肉（ガミー）は見えない
- 両方の口角を上げる

以上の点を満たしていると、好感度の高い笑顔とされる

①できるだけ大きく口を開けて「あ〜」

②アベレージスマイルで「い〜」

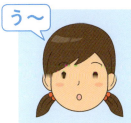

- 口は「う」の形にすぼめる
- 目に力を込める（見開く必要はない）
- おでこにシワを寄せない（前頭筋は使わない）

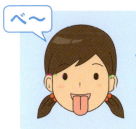

- 舌を口腔内に戻したときの位置が重要
- 舌の安静位を確認する

③思いきり口をすぼめて「う〜」

④舌を思いきり出して「べ〜」

図⓫　スマイルあいうべ体操

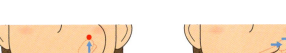
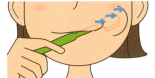

歯ブラシヘッドの背面カーブで頬を持ち上げる

圧迫しながらひと呼吸おいた後、上前方にヘッドの向きを変えて3〜5回ずつ引き伸ばす

図⓬　オーラルストレッチ。頬骨の下は口角を引き上げる筋肉などが集まっており、疲労が溜まりやすい場所。刺激することでリフトアップのほか、むくみ改善、左右の口角の位置を揃えるなどの効果も期待できる（参考文献[4]より引用改変）

うまく使えていないからです。笑顔が引きつる方は、本章03でも解説した口のマッサージから始めてみてください。大人のマッサージには、ミント歯ブラシ（デンタルプロ）を使用したオーラルストレッチも効果的です（**図12**）[1]。

次に、鏡を見て笑ってみましょう。以下に挙げることがクリアできていれば、あなたも笑顔名人、アベレージスマイル師範です(*´∀`*)

- 上顎前歯が3/4〜すべて見えている
- 歯肉（ガミー）が見えない

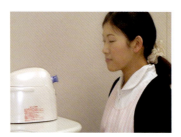

図⓭　スチーム吸引。1回10分を1日3回、21日間実施して1ヵ月休む。以上を3クール行う

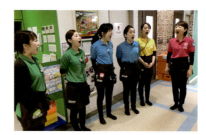

図⓮　朝礼時に、口のトレーニングを取り入れるとよい

- 下顎の歯はわずかに見えるか、ほとんど見えない
- 両方の口角が上がっている

　私たちは口のことを指導している立場ですから、自らもきれいに笑えるようにしたいですね。

●パピプペポ体操

　パ行は唇を合わせないと発音できない破裂音のため、「パピプペポ体操」は口腔周囲筋を鍛えることにも繋がります。単に「パ〜ピ〜プ〜ペ〜ポ〜」と発するだけでなく、「パ！ピ！プ！ペ！ポ！」と唇をしっかり合わせて、力強く発声してもらいましょう。

●スチーム吸引

　開口癖のある子どもに温かい蒸気を鼻から吸引させ、鼻呼吸と口唇閉鎖を促します。指導の際は、姿勢もよくするように伝えましょう（図⓭）。

■トレーニング終了の目安

　普段から口を閉じられるようになったら、トレーニング終了です。

　患者さんにこれらのトレーニングを指導するにあたり、まずは私たちができていないと、話にな

りません。当院では、朝礼時に「べろ回し」、「スマイルあいうべ体操」、「ポッピング（舌上げ）」など行っています（図⓮）。

9．オトガイの状態

　口唇閉鎖力のない子どもは、オトガイ筋を使わないと口を閉じられません。そのため、オトガイ筋が収縮して顎にシワが寄り、梅干しのような状態になります。その結果、口唇が「への字」になり、口角が下がってしまいます（図15a、b）。

　また、飲食物を嚥下する際の口腔周囲筋は、本来緊張せず、動くこともありません。しかし、舌をうまく吸い上げられない子どもは、オトガイ筋を収縮させて嚥下します。

　口唇閉鎖を促すトレーニングをすると、口を閉じて鼻呼吸ができるようになるだけではなく、目もとや口もとなどがキリッと引き締まった顔に育ちます（図15c）。

10．咬筋

　前述したとおり、ガムなどを噛んでもらって偏咀嚼の有無や咬筋の触れ具合（強弱）などを診ます。

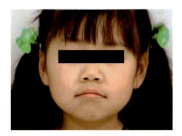
a：オトガイ筋を使わないと、口を閉じられない

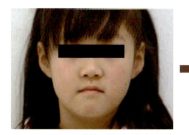
b：トレーニング前。「への字」口で、顎にシワが寄っている

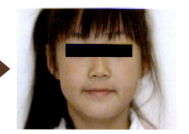
c：トレーニングをすると、目もと・口もとが引き締まった顔になる

図⓯　トレーニングで顔の印象も変わる

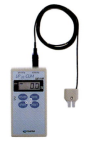
リップデカム（コスモ計器）

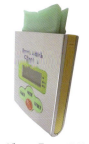
b：ビューティヘルスチェッカー（パタカラ［本商品は販売終了］）

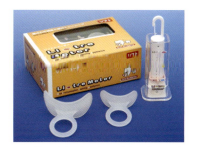
c：リットレメーター（オーラルアカデミー）

図⓰　口唇圧測定器

11. 口角

「9．オトガイの状態」を参照してください。

12. 口唇圧

口唇圧測定器（図16）で、口唇閉鎖力を測定します。開口癖がある子どもは当然数値が低いのですが、口唇の力を数値化すると、力がついてきている実感が湧き、よりいっそうやる気が出て、モチベーションの維持に繋がります。

また、兄弟で来院している子どもたちが競って口唇圧を測り、数値で一喜一憂することもあります。開口癖がある子どもの本来の最終目標は「継続して軽く口唇閉鎖できること」です。よって、瞬発的に高い数値を出してもあまり意味はありませんが、まずは"口の閉じる力を測る"という意味を知ってもらいましょう（図17）。

13. 中切歯の幅

保護者からよく相談されることの一つに、「うちの子の前歯、巨大なんです……」というのがあ

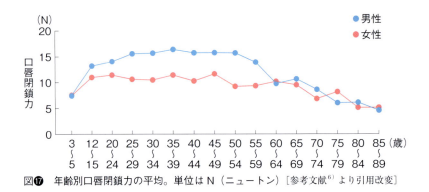

図⓱　年齢別口唇閉鎖力の平均。単位はN（ニュートン）［参考文献6)より引用改変］

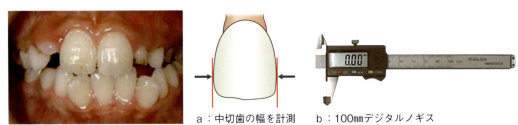

a：中切歯の幅を計測　　b：100mmデジタルノギス

図⓲　中切歯の幅の平均は、男性：8.59mm、女性：8.24mm。計測にはデジタルノギス（b）を用いる

ります。Aが脱落してBの横に1が萌出するわけですから、当然大きく見えます。実際に計測してみると、いわゆる巨大歯と呼ばれる9.5mm以上の大きさの歯はほとんどありません（図18）。

　個人差の範囲内で大きい小さいはありますが、保護者の「歯が大きいから、歯がきれいに並ばない」という誤解を、ここで解いておかなければなりません。しっかりと咀嚼をせずに育ったり、口腔悪習癖によって口腔育成がうまくいかなかったことが原因として考えられることを説明し、理解してもらいましょう。

14．アングルの分類（図19）

　歯科衛生士学校の矯正学で習った覚えがある方もいると思います。いま一度しっかり復習しておきましょう！

Check! いわゆる「受け口」といわれる咬合の子どもは、構成咬合がとれるかチェックしておきましょう（図20）。下顎位を後退させ、切端咬合までもっていけると、「構成咬合がとれる」といえます。

15．患者のコンプライアンス

　この口腔機能診査をする子どもの対象年齢は、6〜8歳が一般的です。MFT（口腔筋機能療法）やマウスピースタイプ、可撤式の装置を入れて矯正

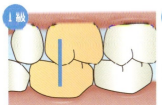 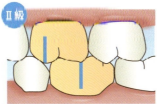 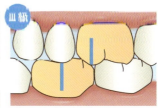

Ⅰ級	上下歯列弓が、正常な近遠心的関係にある不正咬合を指す		
Ⅱ級	下顎歯列弓が、上顎歯列弓に対して遠心にあるものを指す	1類	下顎遠心咬合で、上顎前歯が前突しているもの。口呼吸を伴う
		2類	下顎遠心咬合で、上顎前歯が後退しているもの。正常な鼻呼吸を伴う
Ⅲ級	下顎歯列弓が、上顎歯列弓に対して近心にあるものを指す		

図⓳　アングルの分類（上顎第1大臼歯と下顎第1大臼歯の場合）

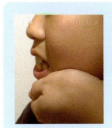

いわゆる「受け口」のうじに、上下前歯、切端同士が触れるかをチェック！
① 口を開けてゆっくり咬み込ませていく
② 奥歯で咬み込む寸前に下顎を軽く押す

図⓴　構成咬合がとれると、マウスピースタイプの装置で改善できる可能性が高いので、指標にする

を行う場合は、本人のやる気が最も重要となります。以下のことができるか、チェックしましょう。

- 落ち着いて人の話を聞くことができるか
- 自分の口腔機能について、または歯列について、年齢に合った理解ができているか
- MFTの必要性を理解しているか

16. 養育者のコンプライアンス

子ども自身が、毎日自ら喜んでトレーニングをすることは、まず考えられません。トレーニングの際は下記のことをチェックして、養育者も一緒に同じメニューを行うとうまくいく場合が多いことを、理解してもらいましょう。

- 養育者と歯科医療従事者の間に信頼関係は築けているか。こちらの説明を聞く気があるか
- 養育者自身もMFTの必要性を理解しているか
- 毎日のトレーニング実施に協力できるか

【参考文献】
1) 文部科学省HP：http://www.mext.go.jp/a_menu/a002.htm
2) 高橋未哉子：口腔筋機能療法の実際―指導のポイントとその効果．クインテッセンス出版，東京，1991．
3) 近藤悦子：Q&A 舌癖の指導方法．デンタルダイヤモンド，39(12)：2014．
4) 渡邊 彩，他：ハイジニストワークのクリニカルQA．デンタルダイヤモンド社，東京，2017：144-151．
5) 石野由美子，鈴木 章（監）：若返り！モデルスマイル塾．小学館，東京，2007．
6) 秋広良昭，野呂明夫，高橋潤一：アトピー、歯周病がよくなるくちびる体操．マキノ出版，東京，2001．
7) 全国歯科衛生士教育協議会（監修）：最新歯科衛生士教本 咀嚼障害・咬合異常2 歯科矯正．医歯薬出版，東京，2011．
8) 高橋未哉子：口腔筋機能療法の実際．クインテッセンス出版，東京，2000：18-24．

06　正しい発音や姿勢は、口腔機能の観点からも重要！

　前項に引き続き、口腔機能診査項目（05図1参照）を勉強しましょう。

その他
1．発音
　口腔機能不全がある子どもは、発音にも問題がある場合が少なくありません。

　口腔機能の観点（舌の安静位の獲得）からみて発音の練習が必要な場合には、歯科で行うこともあります。すでに学校などの指導・支援教室に通っているときは、言語聴覚士と歯科でのアプローチが異なることもあります。それにより子どもや養育者に混乱を来すことがあってはなりませんので、口唇閉鎖力をつけたり、舌の力をつけるトレーニングだけに留める場合もあります。

　障害は、サ行・タ行・ラ行に出ることが多いため、それぞれを発音させて動画撮影を行います。診療室で撮影をすると、子どもが周囲を気にするため、X線室やカウンセリングルームで行います。

●歯間化構音のケース

　歯間化構音とは、発音する際に上の歯と下の歯の間に舌が突出してしまう発音です（図1）。

■12歳、男児（小学6年生）

　母親の「子どもがいつまでも舌足らずなしゃべり方をするので気になる」という主訴で来院しました。動画を撮影すると、サ行・タ行（とくに「シ」、「チ」）で舌の突出が認められ、開口癖もありました。

　そこで、口唇閉鎖力をつける訓練と、オープンバイトがないので「シ」、「チ」の発音時に意識して、咬合した状態で発するように指導しました。

　当院のある大阪府茨木市では、小学6年生になると国語の教科書を声に出して読む、音読の宿題がよく出ます。母親にその音読を聞いてもらい、「読めている」という評価だけではなく、口もとや舌の突出なども確認しながら宿題に取り組んでもらうように、指導しました。

　数ヵ月後の来院時、苦手な発音がまだぎこちなく、発音時の正しい舌の位置も獲得できていませんでした。しかし、小学校卒業間近に来院した際に、再び動画を撮影したところ、舌の突出がなくなっており（図2）、母親・本人と私で喜び合いました。

　特別なトレーニングではなく、音読の宿題で発音練習ができ、養育者にも本人にも負担の少ない、よい状態にもっていけたケースでした。

●サ行をタ行音に置換してしまうケース

■4歳、女児（幼稚園・年中）

　「子どもが保育園で『せんせい』のことを『て

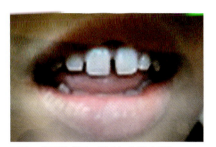

図❶　歯間化構音（「チ」の発音時）

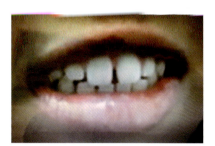

図❷　歯間化構音の消失（「チ」の発音時）

んてい』と呼んでいて、お友だちにも指摘されている。このままでよいのか」と母親が心配して来院しました。「サ・シ・ス・セ・ソ」を言うように促すと「タ・チ・トゥ・テ・ト」と発音し、反対に「タ・チ・ツ・テ・ト」と促しても、「タ・チ・トゥ・テ・ト」と発音しました。

　本来、すべての音を発せられるようになるのは6歳ぐらいです。私は言語聴覚士ではありませんので積極的な発音訓練はしませんが、開口癖があって低位舌である、発音を友だちに指摘されて本人も気にしているとのことで、トレーニングを指導することにしました。

　発語する際、本人がモジモジと小さな声でしか話さないので、様子が少し変だと思い、トレーニングに入る前に母親に話を聞いてみることにしました。歯科医院に来て歯科医師や歯科衛生士に急に「しゃべって！」と言われても、子どもはなかなか話せないと思います。母親の話から以下のことがわかりました。

- 患児は5人兄弟の3番目の子で、家では上の小学生の兄・姉が中心となってよくしゃべる
- 患児がしゃべろうと思っても遮られ、なかなかしゃべることができない
- 兄姉に比べて語彙も少なく、言葉も出てこないので余計にしゃべらなくなる。しゃべっても聞いてもらえないという悪循環が起こり、声も小さくなっていったのではないか

　そこで、まずはしっかりと口を動かし、大きな声を出せるように、「あいうべ体操」を1日30セット行うように指導しました。また、兄弟が多く、普段から母親にあまり構ってもらえないストレスを抱えているようにも感じたので、母親に「あいうべ体操」をするときだけでも「2人の時間」を作ってもらうようにお願いしました。最後に、ゴムチューブをくわえて「サ・シ・ス・セ・ソ」を発音するトレーニングを指導したところ、その場でサ行がきちんと言えるようになりました（図3）。もちろん、ゴムチューブを外すとできなくなるため、家でもあいうべ体操と併せて、ゴムチューブをくわえて「サ・シ・ス・セ・ソ」と、1日に朝

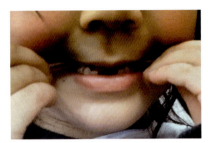
図❸　ゴムチューブを咥えてトレーニング

タ5セットずつ言ってもらうように指導しました。

　指導上のポイントとして、タ行とサ行の発音の仕方には違いがあります。タ行は「タ・テ・ト」が歯茎破裂音で、「チ」が歯茎硬口蓋破擦音です。舌先を硬口蓋につければほぼ発音でき、比較的発音しやすい音です。一方、サ行は摩擦音で、舌を上顎前歯口蓋か下顎前歯舌側に当て、そのすき間に息が流れるようにします。息を通す瞬間に舌を擦過するため幼児には難しく、発音しにくい子どももいるようです。そこで、ゴムチューブをくわえて舌を擦過させることを覚えてもらうのです。

　2、3ヵ月ごとの来院でしたが、半年後には「サッ、シッ、スッ、セッ、ソッ！」と大きな声でサ行が発音できるようになりました。

2．姿勢

　姿勢については以前、本章01「院内ストーカーになることが『口腔機能を診る』への第一歩」でもお話ししましたが、"院内ストーカー"になって、ユニット上だけではなく、待合室の子どもたちの姿勢を観察してみましょう。

　最近は図4のように、お尻を前方にずらして座る「仙骨座り」をしている人が多くみられます。姿勢を正して座るように、養育者と子ども本人に伝えます。

姿勢が悪いことと口腔機能はどんな関係があるのでしょう？

　ここでDHにレッスン！

Q　よい姿勢と悪い姿勢、何が違う？

　まずは立った状態で、自分でよいと思う姿勢を作ってみてください。

- 膝が伸びている
- お尻の山同士をくっつける
- お腹を引っ込める
- 上から糸で引っ張られているように意識し、首を伸ばして顎を引く

以上のような点で、よい姿勢が作れましたか？次に、悪い姿勢にしてみましょう。

- 膝が曲がっている
- 骨盤が後ろに下がる
- 胸骨も後ろに下がる

上記のようにすると、人はバランスをとろうとして、以下のようになります。

- 頭部が前方へ出る
- 時間が経つと、頭部が後屈してくる

　このようになると、人は口が開きやすくなります（図5）。

　口がポカ〜ンと開いている人は姿勢が悪い、姿勢が悪い人は口が開いている。「鶏が先か、卵が先か？」のような話ですが、姿勢をよくすると、

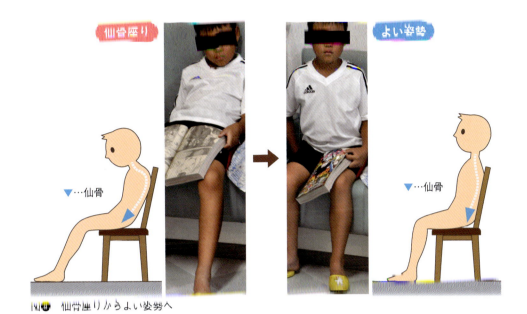

図④ 仙骨座りからよい姿勢へ

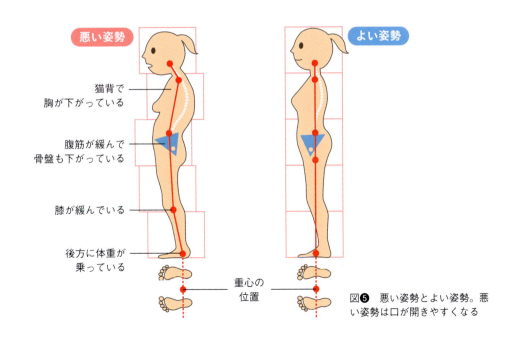

図❺ 悪い姿勢とよい姿勢。悪い姿勢は口が開きやすくなる

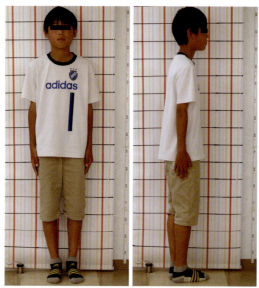

図❻　全身写真の撮影例

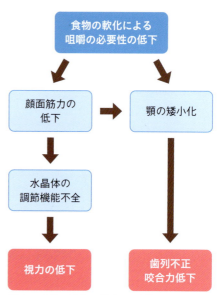

図❼　食物の軟化と視力への影響の推移

口腔機能がよくなることにも繋がるのです。よって、全身写真を撮影し、子どもの姿勢を記録するのもよいでしょう。全身写真を撮る際は、背面に方眼状の布などをかけておくとわかりやすいと思います（図6）。

　もっとも、指導する歯科衛生士の姿勢が悪かったら、話になりません。日ごろからよい姿勢を心がけましょう！

3．視力

　口腔機能と視力にどんな関係があるの？　と思われるかもしれませんが、食べものの軟化に伴い、視力への影響も出てきているのではないかという指摘も出てきています（図7）。

4．耳の疾患

　耳の疾患と鼻・咽頭の炎症性疾患が関係し、鼻呼吸が困難、開口癖・口呼吸に繋がっていくことが考えられるため、問診します。

5．咀嚼パターン

　実際に院内で飲みものを飲んだり、食べものを食べてもらい、その様子を診て必要があれば、動画撮影をします。

　口腔機能診査を始めた12年ほど前は、全員の動画撮影をしていましたが、撮影には時間を要し、また、パソコンへの保存やデータの大容量化で困難となりました。そこで、一度飲食してもらい、異常が確認できた場合のみ撮影をし、データを保

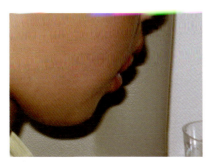
図❽　水を飲むときに、唇より先に舌が突出

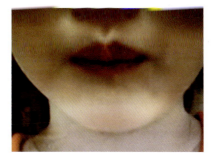
図❾　おせんべいを"もそもそ食べ"する女児

存するようにしています。

　近ごろはアレルギー問題もあるため、食べものは持参していただいたほうがよいでしょう。忘れてしまった場合は、医院で個別包装のおせんべいなどを出して食べてもらうこともありますが、必ず養育者に許可をとります。

Check!　水を飲む様子を撮影しよう！

　透明のコップを使用し、コップを傾けて口を近づけ、嚥下するところまでを撮影します。唇より先に舌が突出してコップを迎えにいっていないか、嚥下するときに口輪筋が過度に緊張していないかなどを診ます（図8）。

Check!　食べものを食べる様子を撮影しよう！

　養育者が持参されるもので多いのが、バナナやカットしてあるりんご、おせんべいなどです。

● **口先だけでものを食べる子どもに指導を行ったケース**

　ある日、母親が「子どもがいつも口を開いている。出っ歯な気がするし、食べ方も気になる」と9歳の女児を連れて当院を訪れました。

　おせんべいを食べてもらうと、図9のように口先だけで食べているような食べ方でした。舌で食べものを大臼歯まで送り込めないのか、小臼歯あたりで咀嚼します。まるで小動物の食べ方のような、いわゆる"もそもそ食べ"になっていました。母親が気になると言っていたのもこれでした。

　さらに嚥下のときの状態を診ると、図10のように口輪筋を過度に緊張させて嚥下したり、下唇を上唇に巻き込みながら嚥下する状態（図11）がみられました。また、その際に顔の揺れも認められました。

　この女児にはディープバイトもみられたため、口腔筋機能療法装置「T4K トレーナー」（本章08参照）を用いて歯列を整えるとともに、嚥下時の口輪筋の過緊張を取り除く訓練などを行いました。

　ここでDHにレッスン！

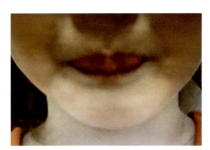
図❿　口輪筋を緊張させて嚥下

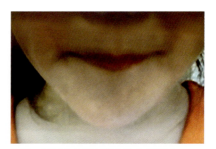
図⓫　下唇を上唇に巻き込んで嚥下

Q 口唇を閉鎖せずに、食べものを咀嚼できますか？

　これは私のセミナーでも毎回受講者に体験してもらいますが、まず手鏡を準備し、口唇閉鎖をせずに食べものを咀嚼してみてください。その様子を手鏡で見てみましょう。どうでしたか？　口の中の食べものが丸見えではありませんでしたか？

■ 音を立てて食べると周りは不快 !?

　音を立てて食べるのは、昔からマナー違反とされてきました。インターネット上では、この食べ方を不快に思う人たちが「クチャラー」と揶揄しています。

　数年前の新聞に、交際相手がクチャクチャと音を立てて食べることが気になり、プロポーズされたものの結婚をためらっているといった内容の人生相談が載っていたため、私もびっくりしました。大人になってこんなことで人生相談されてしまう前に、歯科からもっと口腔機能に関して興味をもってもらうような指導をしていかなければ……と痛感した記事でした。

　実際のケースをもう一つ紹介します。

● 音を立てて食べる子どもに指導を行ったケース

　「子どもがいつもクチャクチャと音を立てながら食事をしている」と、母親とともに中学1年生の男子が来院しました。バナナを食べてもらって動画撮影をしましたが、やはりクチャクチャ音を立てて食べていました。口の中のものが丸見えですね（図12）。

　この中学生に撮影した動画を見せ、「普段、あなたがご飯を食べている際、他の人からはこう見えているのよ」と話し、まず自分で「食べるという行動」を気にしてみる必要性を伝えました。簡単にできることとして、食卓に立てられる鏡を置き、食べものを噛んでいるときに口を開けていないか、食べものが丸見えになっていないかを確認しましょう、と指導を行いました（図13）。

6．髪型

　当院では、髪型もチェックしています。最近は、幼いうちから大人っぽい髪型をしている子どもが増えてきました。

口腔機能診査評価票

	年　月　日	年　月　日	年　月　日
姿勢	良・猫背 左・右肩下がり	良・猫背 左・右肩下がり	良・猫背 左・右肩下がり
口唇圧	N	N	N
舌　挙上 　　左右運動 　　丸める 　　細くする	最大開口（　/　） 普通・鈍い 可・不可 可・不可	最大開口（　/　） 普通・鈍い 可・不可 可・不可	最大開口（　/　） 普通・鈍い 可・不可 可・不可
安静時の舌の位置	高・中・低	高・中・低	高・中・低
安静時のオトガイ筋	普通・収縮	普通・収縮	普通・収縮
口呼吸	無・有	無・有	無・有
鼻呼吸	可・不可	可・不可	可・不可
開口で鼻呼吸	無・有	無・有	無・有
発音	さ・し・す・せ・そ た・ち・つ・て・と ら・り・る・れ・ろ	さ・し・す・せ・そ た・ち・つ・て・と ら・り・る・れ・ろ	さ・し・す・せ・そ た・ち・つ・て・と ら・り・る・れ・ろ

動画撮影観察

正面観（水）			
〈補食時〉 舌が先に迎えにいく	無・有	無・有	無・有
〈嚥下時〉 オトガイ筋 無咬合 舌の突出［いーの口］ 顔の揺れ	普通・収縮 無・有 無・有 無・有	普通・収縮 無・有 無・有 無・有	普通・収縮 無・有 無・有 無・有
側面観（水）			
〈咀嚼時〉 もそもそ食べ 開口	無・有 無・有	無・有 無・有	無・有 無・有

図❼　口腔機能診査評価票（3回分）

07 正しい知識で大人も子どもも口臭予防！

　本書は小児を対象にした指導やアドバイスをお伝えしていますが、口臭予防は大人にも共通します。来院される患者さんの指導に、ぜひ参考にしてください。

● **口臭について知ろう**

　患者さんから口臭について聞かれるけど、しっかり答えられずに曖昧なままで困っているという歯科衛生士はたくさんいるのではないでしょうか？　ここでしっかり学んで、明日から患者さんに説明できるようにしましょう！

　まずは、口臭の原因について考えてみましょう。歯科衛生士学校で習った記憶がある方もいるかと思いますが、表1のように原因はさまざまです。

病的口臭

　病的口臭はその疾患を治療しない限り、特有の口臭は消えません。

1．内科的病の口臭

　糖尿病の場合は、果物が腐ったような甘酸っぱい臭い（アセトン臭）があります。他にも、肝臓

表❶　口臭の原因

病的口臭	内科的・歯科的・耳鼻咽喉科的・婦人科的疾患の症状として病的状況が続くかぎり常に発生する
生理的口臭	病的口臭を引き起こすような疾患がないにもかかわらず、体調などの変化や飲食生活によってときどき発生する • 起床時口臭 • 空腹時口臭 • 緊張時口臭 • 疲労時口臭 • 飲食時口臭 • 口腔内局部からの口臭（ブリッジ・義歯など） • 咽頭や鼻腔内からの臭気 • 関連臭気（歯ブラシ・フロスなどの臭気） • 思春期・更年期・生理に伴う口臭 • 民族的口臭

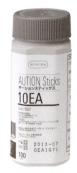

図❶ 尿検査試薬（オーションスティックス10EA：アークレイ）

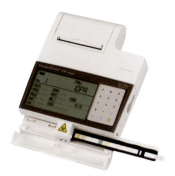

図❷ 尿分析装置（ポケットケムUA：アークレイ）

表❷　尿検査の項目

- ブドウ糖
- タンパク質
- 潜血
- pH
- ウロビリノーゲン
- ケトン体
- ビリルビン
- 比重
- 亜硝酸塩
- 白血球

が悪いとドブのような臭いが発生し、機能がさらに低下すると、そこにアンモニア臭が加わります。また、腎臓に機能障害がある場合も、アンモニア臭になります。

　当院では、大人の患者さん（高校生以上）が口臭を主訴に来院した際、本人に全身疾患の自覚がない場合は、原因を探るために尿検査を行います。採尿後、尿検査試薬（オーションスティックス10EA：アークレイ；図1）を尿につけ、尿分析装置（ポケットケム UA：アークレイ；図2）にかけて結果を確認します。

　尿検査では表2の項目が調べられ、検査結果をすぐに得られます。正常値から逸脱した値が出た場合、その項目に「＊」がつくようになっていますので、患者さんにその用紙を渡して内科を受診してもらいます。

2．歯科的病的口臭

　これはみなさんもおわかりですね。う蝕や歯周病があれば、これらが原因となって口臭が発生します。歯科医院でう蝕や歯周病の治療を受けて、定期的にクリーニングしてもらいましょう。

3．婦人科的疾患口臭

　妊娠中・更年期は女性ホルモンの増減が影響し通常とは異なるホルモンバランスとなり口喝が起こりやすくなります。細菌数も増え口臭に繋がります。

生理的口臭

　もともと口臭は、誰にでも発生しやすいタイミングが、1日のうちに何度かあります（図3）。それを他人が不快と感じるくらいのレベルなら、対策をとる必要もあります。

　では、日内変動の生理的口臭は、どうしたら予防できるでしょうか？　以下にそのポイントを3つ挙げます。

①う蝕治療や歯周病治療、クリーニングを受ける

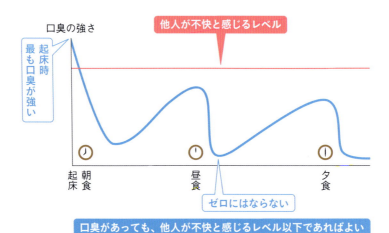

図❸　生理的口臭の日内変動（参考文献[1]）より引用改変）

②毎日のセルフケア、プラークコントロールをしっかりする
③pHのコントロールをしっかりする

　口臭予防のためのpHコントロールとは、具体的にどんなことをすればよいのか、主な生理的口臭に沿って対策をお話ししていきます。

1．起床時口臭

　朝の起床時は、誰もが口臭は強いです。それは、睡眠中に唾液の分泌量が減少する一方で、口腔内細菌数はグッと増加するためです。起床時の口臭がキツいのも頷けますね。

対策

■ 起床時のブラッシング・うがい

　細菌数が増加している起床時の口臭対策は、口腔内をきれいにブラッシングすることです。朝食前に行うと食事の味に差し支えるというようであれば、歯磨剤をつけないブラッシングや、うがいだけでも構いません。

■ 水分補給

　ブラッシング・うがい後は、水分補給のために水を飲むように指導しましょう。食後の一服や嗜好品として、お茶やコーヒー、紅茶を飲むのは構わないですが、口臭予防としては水がベストです。お茶やコーヒー、紅茶はカフェインの影響で利尿作用があり、尿で出てしまうと口の渇きが起こります。口が渇く＝唾液が少ないため、口臭に繋がります。また、お茶に含まれるポリフェノールは、唾液分泌を抑制する作用があり、甘いコーヒーや紅茶などは、酸性に傾きやすくなります。酸性に傾くということは、口の中が酸っぱくなって口臭の発生に繋がりますので、お茶やコーヒー、紅茶ではなく、すぐに唾液の原料になるお水を飲むよ

うに指導しましょう。

2．空腹時口臭

血液中の代謝産物の影響と口腔内の生理的な機能の悪化から、呼気や口から悪臭が発生します。

対策

■水分補給

水分補給のために水を飲むように指導します。口臭を気にしている人でよくやりがちなのが、「うがいを頻回にする」という行為です。うがいをして口の中をリセットし、気持ちがよい状態にしたいのはわかりますが、うがいをして「ペッ」と水を吐き出す際に、自分の唾液も吐き出してしまうことになるので、余計に口が渇いてしまいます。水分補給でゴクンと飲み込むように説明をします。

3．緊張時口臭

みなさんにも、緊張する場面で口の中がカラカラになって困った、という経験があるでしょう。

安静時に唾液の流れが止まることで口の中がネバついて不快な状態になり、口臭が発生することになります。

人は3分間口を閉じていると口内にガスが溜まり、しゃべり始めの息が臭くなるといわれています。

対策

■水分補給

水分補給が可能な状態であれば、水を飲みましょう。もし不可能な状況でしたら舌を動かします。学童期の口腔機能（05参照）でも紹介しましたが、舌を口の中で回したり、折りたたんだり伸ばしたりすると、唾液腺が刺激されて唾液が分泌し、それが口臭を低減させるのに役立ちます。

4．飲食事口臭

飲食時は咀嚼し、舌も動かすため、唾液が豊富に出て、歯周病患者でも口臭がしないとまでいわれています。しかし、食後は口腔内が酸性に傾くため、臭いが発生してしまいます。

私たち歯科衛生士は、食後の口腔内で、汚れが最も残っているのは歯間部だと思っているフシがあります。しかし、実際は汚れの90％は舌に残っているのです。そこで、舌ケアを行う必要が出てきます。

対策

■舌ケア

みなさんは、舌ケアというと何を思い浮かべますか？　ほとんどの人は、「舌ケアといえば、舌磨き！」と答えるでしょう。しかし、当院では「舌磨きは百害あって一利なし！」として禁止にしています。舌を磨くのは要介護状態の方だけです。

以前、5歳くらいの患児の舌が白いからと、毎日ゴシゴシとブラシで磨いているお父さんがいましたが、その日からやめるようにお話ししました。舌はデリケートな粘膜ですので、擦るのはよくありません。胃の粘膜、目の下の粘膜、女性だったら膣の粘膜、磨きませんよね。舌の表面にある舌乳頭は、ブラシなどによって簡単に剥がれてしまいます。そうして傷ついた舌は汚れが付きやすくなり、厚ぼったい舌苔を作り出すという悪循環を繰り返すのです。そのため、舌磨きはしないでくださいと指導します。

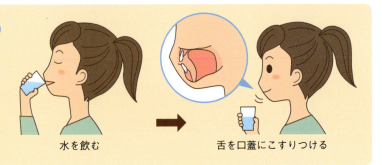

図❹ 「れ〜ろれろ舌掃除」。口の中で「れ〜ろれろ」とすることで、舌を傷つけずにきれいに舌ケアができる（参考文献2)より引用改変）

患者さんの多くは舌苔を気にして躍起になって取ろうとしますが、もともと舌苔は身体のバロメーター、全身の状態を表すものです。舌の表面だけを一時的にきれいにしても、体調はよくなりませんし、また、生活習慣が悪いままであれば、根本的に取り除くことはできません。

それでも、舌のヌメリが気になるので、どうしても舌をきれいにしたいという大人の方には、プラスチックかシリコーン製のタングスクレーパーを使ったケアを紹介します。舌の奥から手前に向かって力を入れずにスーッ、スーッと2、3回ヌメリだけを取り除く程度なら行ってもよいと説明し、擦るのはやはり禁止にしています。

では、舌ケアは実際どうすればよいのでしょうか？　当院では「れ〜ろれろ舌掃除」を指導しています（図4）。これは、口臭治療の第一人者である本田俊一先生（大阪府開業）に掲載許可をいただき、ご紹介します。

ここでDHにレッスン！

Q 「れ〜ろれろ舌掃除」を実践してみよう！

いま、食後と仮定して、お水を用意しましょう。そして口に少しだけ水を含みます。舌を「れ〜ろれろ」と動かして、口蓋にこすりつけてみてください。そしてその水を飲みます。えっ!?　飲むの？　とびっくりされるかもしれませんが、こうして繰り返し水を飲むことで、口の中に残った食べものの風味が徐々になくなり、きれいになります。こうすることで、傷をつけずにきれいな舌になるのです。

ゴシゴシと一生懸命舌を磨いている患者さんには、ぜひこの「れ〜ろれろ舌掃除」を紹介してあげてください。

小児の場合の口臭対策

子どもの場合は、本人が口臭に悩むということはほとんどなく、養育者が訴えてくる場合が大半

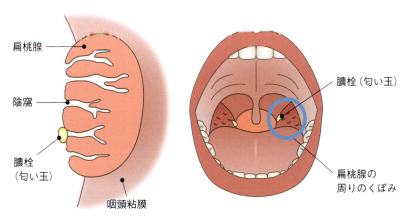

図❺　喉のリンパ組織と膿栓（匂い玉）

です。「うちの子、口が臭いんです」と相談されますが、臭うタイミングについて問うと、起床時や疲労時であることがほとんどです。

　相談に来た場合、前述の各対策を指導しますが、養育者に気をつけてほしいのは、お子さんに口が臭いことをすでに伝えてしまっているときです。常に臭いことはないはずなので、「今日は臭くないね」、「いまは臭ってないよ」などのフォローをするようにお伝えしています。子ども心に思い悩み、大人になっても心理的に引きずっている人の多くは、養育者に「口が臭い」と言われたことを発端としています。

　また、小児の口臭の原因として多いのが、耳鼻科的基礎疾患があり、開口癖がある場合です。歯科衛生士は口腔内を診るのは得意ですが、少し奥の咽頭部までもしっかりと診ないですよね。

　開口癖、口呼吸があると、喉が直接ダメージを受けるため、細菌も繁殖しやすいというのは、前述しました（04参照）。さらに、喉のリンパ組織は襞のようになっていて、その襞に蓋をするように膿栓（匂い玉）ができます（図5）。咳やくしゃみが出た際に、または発語の瞬間に白い膿栓が口から出て、においを嗅ぐと臭い。喉由来の口臭の原因には、この場合も含まれます。

　規則正しい生活と口腔機能がきちんとしていることは、口臭予防にも繋がるのです。

【参考文献】
1) 8020推進財団 HP：http://www.8020zaidan.or.jp/trouble/kosyu.html
2) 本田俊一：キレイな息のつくり方．明日香出版，東京，2005．
3) 本田俊一：チェアーサイドの口臭ガイドブック 口臭外来開設のための最新ノウハウを紹介!!．デンタルダイヤモンド社，東京，2004．

08 口腔筋機能療法装置でよりよい顔貌形成を！

　本項から、小児の口腔筋機能療法装置を用いた治療において、歯科衛生士が実践できることを紹介していきたいと思います。

口腔筋機能療法装置

　ひとくちに小児用口腔筋機能療法装置といっても、種類はいろいろあります。当院では、歯列矯正用咬合誘導装置 口腔筋機能トレーナー T4K（オーティカインターナショナル）という口腔筋機能療法装置を使用しています（図1）。

1．治療の目標（図2）

　オーティカインターナショナルのパンフレットには、治療を行う目標に「この治療は成長期における子どもたちのよりよい顔貌の発達に繋がりま

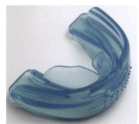 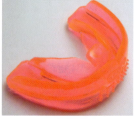 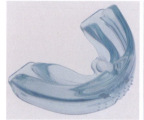 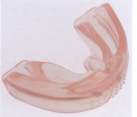

a：T4K トレーナー　　　　　　　　　　　　b：NEW T4K トレーナー
図❶ a、b　T4K トレーナー（オーティカインターナショナル）

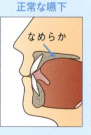 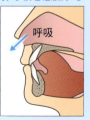

- 鼻呼吸の確立
- 口腔周囲筋の機能改善
- アーチフォームと歯列の改善

図❷　治療の目標（T4K マイオブレース パンフレットより引用改変）

62

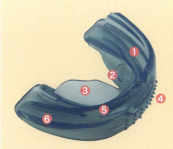

❶ トゥースチャネル…前歯を整列させる
❷ タンタグ…………舌を積極的に訓練する
❸ タンガード………舌の突き出しを止める
❹ リップバンパー……オトガイ筋の活性を抑える
❺ 切端咬合…………機能性装置と同じ
❻ 翼状ベース………TM関節を脱力させる

トレーナーの適応症例および習癖
- 口呼吸
- 逆嚥下
- 叢生
- 指しゃぶり
- 舌の突き出し
- オーバージェット
- ディープバイト
- オープンバイト
- 交差咬合

図❸ 装置の作用機序と適応症例および習癖（T4K トレーナー パンフレットより引用改変）

```
口腔機能不全があり、歯列にも影響している
            ↓
養育者、本人が治したいと希望している
            ↓
口腔機能診査・生活問診実施（本章05、06参照）
            ↓
資料採得・装置説明
            ↓
1ヵ月ごとの来院
```

図❹a　来院時からの治療の流れ

- 待合室〜入室エプロンかけ（姿勢・開口の確認）
- 使用状況確認（トレーナー、装着状況カレンダー持参）
  ➡覚醒時：しゃべっていないか？
  ➡就寝時：途中で外れていないか？
- 嚥下評価（水を嚥下させる）
- 開口癖などを養育者に確認
- （唇側）プラーク・着色の付き具合を確認
- 歯列の変化
- カリエスチェック

図❹b　装置装着2回目からの評価

す。この治療の鍵は舌の位置と機能であり、鼻呼吸と口腔周囲筋の正常な機能が習慣づけられます。舌が上顎に正しく位置するように効果的に訓練し口腔筋も再訓練します。さらに小さい力を与えることで顎の拡大をして歯を並べます。舌が正しい位置に来るように訓練して正しい飲み込みや呼吸をするように促します」とあります。

2．装置の作用機序と適応症例

では、この装置は、どのような患者が対象となるのでしょうか。

口腔機能不全の子どもたちが対象となります。上顎前突であったり、開口癖や舌癖がある患児にこの装置を用いた治療をおすすめします（図3）。

3．治療の流れ

治療の流れは図4a、bのとおりです。

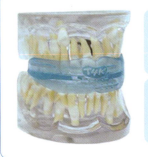

起きているときは1〜4時間の装着
口を閉じることと舌の正しい位置を
覚醒時に筋組織に学習させる

就寝中は朝まではめる
寝ている間に
昼間学習した筋機能を実践

図❺　T4Kトレーナーの使用方法

T4Kトレーナーの使用方法と注意点

　起きているときは1〜4時間、就寝時は朝起きるまでを目安に装置を装着してもらいます（図5）。

　しかし、最近は学校以外にも塾や習いごとなどで忙しい子どもが多く、日中の1時間の装着もままならないこともあります。そうなると、医院側も装着状況の把握が困難になってきます。

　そこで当院では、習いごとなど日々のスケジュールや装置の装着状況を把握するために、1週間の予定表や装着状況カレンダーをつけてもらうようにしています（図6、7）。

1．装着状況カレンダーのつけ方

■ 昼間に装置を1時間以上装着することができたらシールを貼る

　1時間以下の場合は何分装着していたかを記載します。また、装着していたけれど話してしまったなど、養育者が気になったことを記載してもらいます。

■ 就寝中に外れず装着できたらシールを貼る

　就寝中に外れてしまった場合は、寝るまでは装着できていたのか、それとも起きたときに外れてしまったのかを、養育者に確認してもらいます。

■ トレーニング（本章05、06参照）ができたらシールを貼る

　装置の装着状況カレンダーの管理は、必ず養育者に行ってもらいます。子どもに管理をさせると、好きなように色塗りをしたり、シールを貼ってしまうからです。しかし、「シールを選んで貼る」という行為自体は子どもたちも楽しみにしているので、しっかり装置装着に準じて行ってもらいます。

■ 装着状況カレンダーを来院時に持参してもらう

　来院時に毎回カレンダーを持参してもらい、チェックします。なかには、昼間は塾や習いごとなどで装置の装着が不可能だったり、トレーニングができなかったという家庭もあるので、前述の「子どもの1週間の予定表」と照らし合わせて指導を行います。

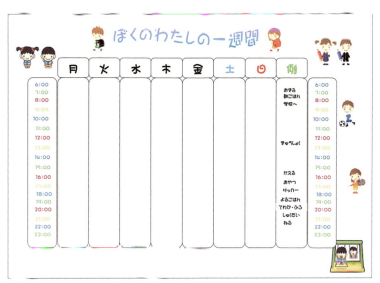

図❻　子どもの1週間の予定表

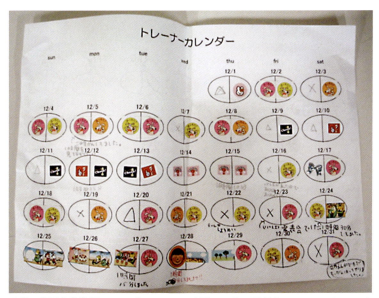

図❼　装置装着状況カレンダー。シールを貼ることで子どものモチベーションを上げる

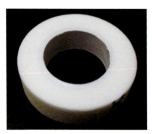 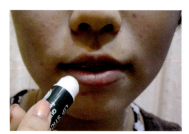 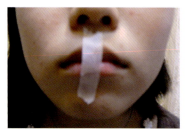

a：100円ショップや薬局などで売っているサージカルテープ（薄く簡単にやぶれるタイプ）　b：口唇は粘膜の延長。保護のためリップクリームを塗布　c：口唇上下の皮膚にテープを貼ってそのまま就寝

図❽a～c　就寝中に装置が飛び出る子のための「お口テープ」。装置が飛び出ないだけでなく、口腔内で安定する

「この時間が空いてるんじゃない？　ここで装置を入れてみようよ」、「この時間、トレーニングの時間にしてみたらどうかな」など、アドバイスすることができます。

2．就寝時の装置使用方法

装置装着の際に養育者や本人が困るのが、「就寝中に外れてしまう」ことです。この装置を導入したころは、「夜外れてしまうぶん、昼間の時間を多く取ってがんばりましょう」と指導していました。

また、ほとんどの家庭は子どもが先に就寝しますので、就寝時に必ずはめているか、また、養育者が寝るときに口から外れていないかを確認してもらいます。もし、「外れてしまっている場合は、寝ている子どもの頬に触れて、『装置入れるよ』と声かけをすると口を開ける子もいるので、そのすきに口の中に入れ直してください。そうしてから親御さんも寝てくださいね」とアドバイスしていました。この方法でもよいのですが、現在は装置を入れてから口にテープを貼る方法をすすめています（図8）。口にテープを貼ると鼻呼吸になるので、身体にも歯列にもよい影響が出ます。それに伴い、良質な睡眠が得られるようです。

装置のことをもっとよく知るために、私も短期間ですが、装置を装着して寝たことがあります。「お口テープ」をすることで装置の安定感が得られ、寝やすいと感じました（注意：当院ではT4Kトレーナーの適応年齢は、混合歯列期の小児と考えております。歯科医師、歯科衛生士がご自分で装着する場合は、自己責任で実施してください）。

3．装置の破損

装置が破れてしまうという訴えも、ときどき聞きます。多くが日中の装着時にはめたまま話しをしてしまうことが原因のようです。来院時には、毎回必ず装置を持参してもらいましょう。

症例

T4Kトレーナーを使用し、口腔機能不全が改善した症例を図9、10に示します。

症例1

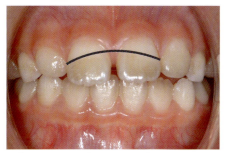 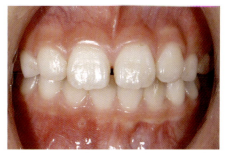

図❾a 治療前（2002年6月）。7歳、女児。開口癖あり。口唇が下りるところまでは着色がないが、開口している部分の着色が顕著である

図❾b 治療後（2008年5月）。開口癖が改善されるとともに、着色もなくなった

症例2

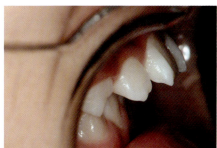 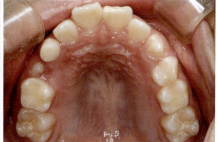

図❿a 治療前（2012年4月）。9歳、男児。上顎前突と、歯列弓の乱れが確認される（初診時、8歳）

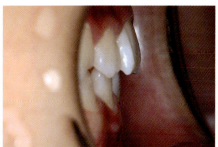 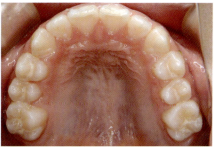

図❿b 治療後（2013年11月）。前突感がなくなり、きれいな歯列弓になっている

09 悪習癖を意識させて、歯列の改善を図る

上顎前突の症例

　本章08で紹介したT4Kトレーナーは、上顎前突を治すのがとても得意な装置です。
- 患者：9歳、女児
- 主訴：開口癖があり、上顎前突である（図1）

　この症例は、鶏が先か、卵が先か？　の話ではありませんが、開口癖で歯が前突するとともに唇は厚ぼったくなり、前突によってさらに口唇閉鎖しにくくなる悪循環を生み出した結果です。

　当時、当院ではまだT4Kトレーナーは導入されておらず、口唇閉鎖力をつけるために、ある医療装置（口腔内に装置を入れ込み、装置に付随したヒモを引っ張る）を使用してもらってトレーニングを始めたところ、かなり真剣に取り組んでくれました。その結果、トレーニングの成果がうかがえるほど顔は小さくなりましたが、一番の目標である「安静時に口を閉じる」というところまでは到達できませんでした（図2）。

　その後、T4Kトレーナーを導入し、装着してもらったところ、図3～5のように大きな変化がみられました。

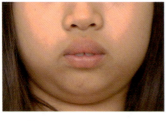

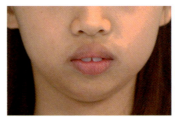

図❶　上顎前突の症例。9歳、女児。開口癖があり、唇が厚ぼったくなっている

図❷　トレーニング開始3ヵ月後。顔は引き締まったが、開口癖の改善には至らなかった

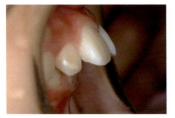

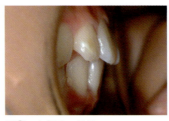

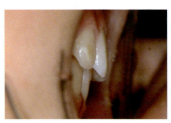

図❸　T4Kトレーナー治療開始時　　図❹　1年6ヵ月後　　図❺　2年4ヵ月後

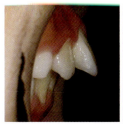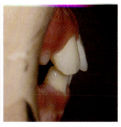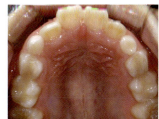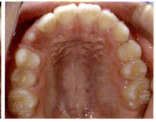

図❻ 左：9歳、男児、上顎前突。右：T4Kトレーナーを装着して、上顎前突が改善した（2年後）

図❼ 上顎歯列弓も整ってきている

それには、年齢が上がるとともにきれいな口元になりたいという美意識が芽生え始めたことも要因で、きちんと装置も装着していたために前突感がまったくなくなり、口もしっかり閉じられるようになって、親子ともに喜んでくれました。

他にも、T4Kトレーナーを使用して上顎前突が改善した子どもたちが数多くみられ、術者自身もうれしく思いました（図6、7）。

開咬の症例

開咬の子どもは、指しゃぶりや口呼吸が原因であることが多いです。

- **患者**：6歳、女児
- **主訴**：指しゃぶりがあり、1|1がなかなか降りてこないため、母親と来院（図8）

T4Kトレーナーを入れると指しゃぶりができないため、最初はグズったり夜間の装着ができないこともあったようです。しかし、徐々に指を吸っている時間よりもT4Kトレーナーを装着している時間が長くなり、装着して1ヵ月以内には指しゃぶりも消失し、開咬が軽減してきました（図9）。

しかし、指しゃぶりが消失したにもかかわらず、ここから1|がなかなか被蓋しませんでした。当然、"**あんぐっ！**"と前歯で噛みちぎることもできません。

そこで、ビニールチューブで噛み込むトレーニングを行ってもらうことにしました。

●トレーニング方法

① ストローほどの太さで、長さ10cmぐらいのビニールチューブ（ホームセンターなどで水槽用で計り売りされている）を2つ折りにして、前歯で噛ませる

② 「グッグッと噛み込ませた後に脱力する」のを繰り返し3分間行う

子どもたちには、朝食前・夜間にT4Kトレーナーをはめる前に実施するよう伝えます。ビニールチューブは2本渡し、1本は箸立てに、もう1本は装置ケースにT4Kトレーナーと一緒に入れる習慣をつけるよう、お話ししています（図10）。そうすることにより、トレーニングのタイミングを逃さないからです。

ビニールチューブは、チューブの噛み痕などを

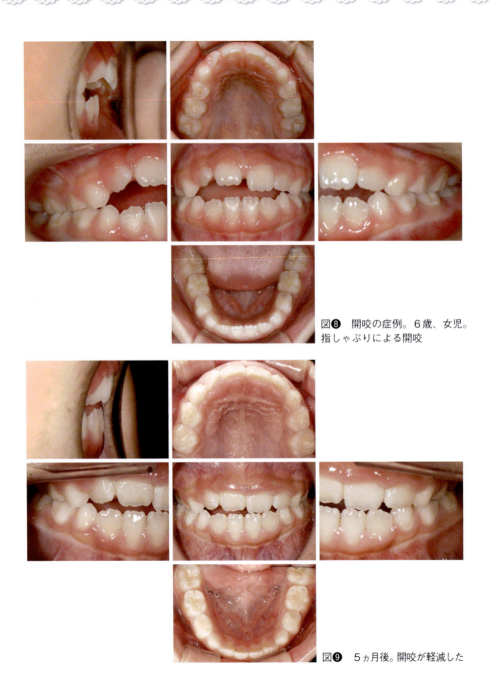

図❽ 開咬の症例。6歳、女児。指しゃぶりによる開咬

図❾ 5ヵ月後。開咬が軽減した

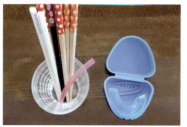

図❿ ビニールチューブの保管方法

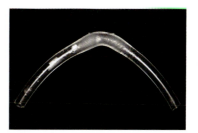

図⓫ チューブトレーニングの確認

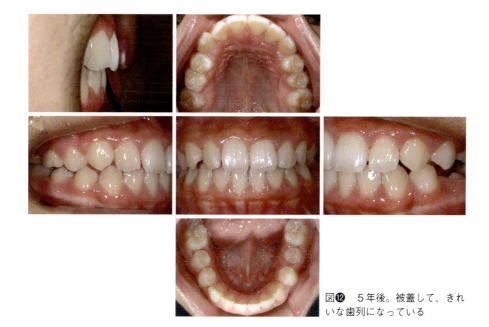

図⓬ 5年後。被蓋して、きれいな歯列になっている

見て、実践できているかどうかを確認するため（図11）、カレンダー（本章08参照）とともに来院時に持参してもらいます。

　この子どもはトレーニングをたいへんがんばってくれていたので、毎月新しいチューブを渡しても、2つ折りにした部分の噛むところがなくなるぐらい、しっかり噛み痕がついていました。

　前歯に刺激を加えることで開咬も消失し、永久歯列になるまでT4Kトレーナーを装着して、図12のようにきれいな歯列になりました（7番萌出後はT4Aトレーナーに変更）。2|が若干捻転気味ですが、これ以上の矯正を母子ともに希望さ

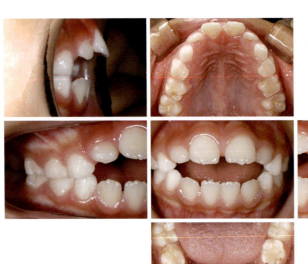

図⓭ 指しゃぶりへの執着が強い症例。7歳、女児。初診時

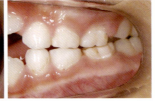

図⓮ 指しゃぶりしていないときは、「お口ポカーン」の状態

れなかったので、このまま装置の装着日数を減らしていき、終了となりました。

指しゃぶりへの執着が強い症例

前症例と同様、指しゃぶりの子どもの症例です。口腔筋機能療法装置を口腔内に入れると、ほとんどの場合で1ヵ月以内に指しゃぶりは消失するのですが、なかなかやめられなかったケースです。
- 患者：7歳、女児
- 主訴：指しゃぶりへの執着が強い（図13、14）

てんかんのある子どもで、母親もかなり気を遣って子育てをしている感じでした。初めて来院したときはチェアーに座れないほど臆病で、こちらが「○○ちゃんおはよう！」と声をかけただけで泣いてしまうような子でした。診察用のチェアーでスリーウェイシリンジやバキュームのTSD法（話す"Tell"、見せる"Show"、行う"Do"）を行い、チェアーで診療を受けられる勇気が出てくるまで待ち、口腔内診査やPMTC・PTCフッ素塗布ができるようになってから、T4Kトレーナーを使用して治療を開始しました。

T4Kトレーナーを装着してからも指しゃぶりへの執着は強く、装置を入れても目を離すと外して指を入れる……というのが日常だと保護者から

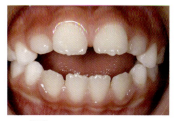
a：初診

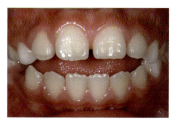
b：1年後

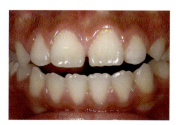
c：2年後。この後、指しゃぶりをやめる

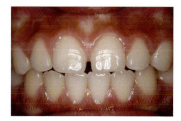
d：4年後

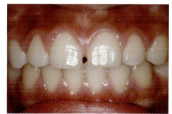
e：5年後

図⓯ a〜e　経過

の話でわかりました。

　それから2年以上、指しゃぶりと装置装着との葛藤が続いているときに、この子どもから「私、このままじゃ歯、ヤバイよね」という発言がありました。装置を入れたり入れなかったり、指しゃぶりはやめられないという状況だったので、治したいという気があまりないのだと私は思っていたため、この発言にはびっくりしました。「なんでヤバイと思ったん？」と問うと、「歯の隙間、ずっと開いてるやんなぁ」という返事が。すかさず、「ヤバイで、ヤバイで！　お指に入ってこないように真剣に頼んで、T4Kをつける時間をもっとたくさんにしないとヤバイで！」と話すと、そこから状況が一転し、母親が買ってきた大人の爪嚙み防止用のマニキュアを塗って、指しゃぶりをやめました。これはマニキュアが苦くて指を入れなくなったのではなく、自ら指を入れていてはいけないと悟ったからだと思います。図15は経過です。

　歯科では、指しゃぶりを止めさせることが永遠の課題の一つかもしれません。家庭環境や心理的な問題が絡み合い、なかなか簡単にやめることができない場合も多々あります。保護者がやめさせようとすればするほど、執着が激しくなったり、他の悪習癖に移行したりすることもあります。「お母さん、最終的にはマウスピースでうまくいくこともあるから、気長にいきましょう」と伝えることがよくあります。

10 開口癖による上顎前突を口腔筋機能療法装置で改善！

叢生の症例1

本章08で紹介したT4Kトレーナーは、上顎前突の治療が得意な装置です。

- **患者**：9歳、男児
- **主訴**：子どもに開口癖があること、歯並びがガタガタであることを母親が気にして来院（図1）

普段から口がポカ〜ンと開いているため、|1が前突気味。上顎の歯列弓は、Uの字どころかVの字で狭窄し、|1は翼状捻転気味です。開口癖があるため、当然低位舌になり、高口蓋です。下顎の歯列弓も、Wの形で狭窄しています。

T4Kトレーナーを装着し、口唇閉鎖力をポカンX（オーラルアカデミー）で鍛えながら、経過を診ました。

7ヵ月が経過した時点で、2+2の叢生と、|1の翼状捻転が改善されています（図2）。一方で、1|が翼状捻転で萌出開始しています。T4Kトレ

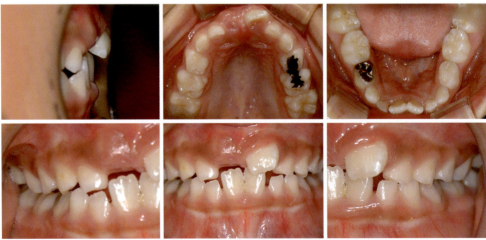

叢生の症例1

図❶　9歳、男児の初診時。上顎前突と、歯列弓の乱れが確認される

一ノーは下顎の拡大が先行するため、一時的に反対咬合になりますが、このまま装置の装着を継続しました（図3〜6）。

このように、口腔筋機能療法装置のみでフィニッシュできればよいのですが、装置を使用しない子どもや難症例では、矯正治療に移行します。

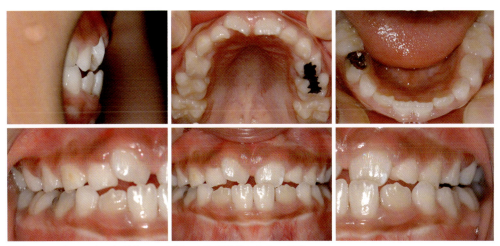

図❷　T4KトレーナーとポカンXを用いた治療開始から7ヵ月後

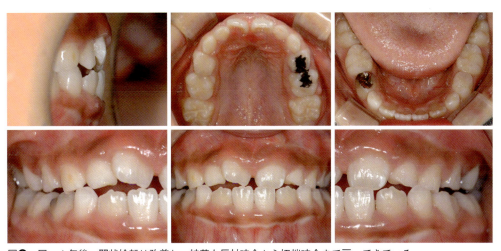

図❸　同、1年後。翼状捻転は改善し、被蓋も反対咬合から切端咬合まで戻ってきている

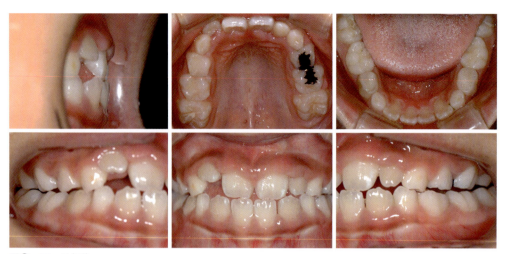

図❹　同、2年後

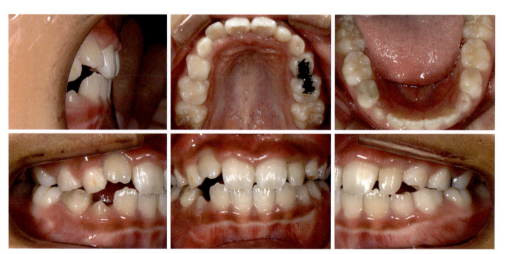

図❺　同、3年後。C|が脱落した時点で被蓋させるため（もともとT4Kトレーナーは切端咬合に設定されている）、1日おきの装着を指示。結果、前歯部が被蓋してきた

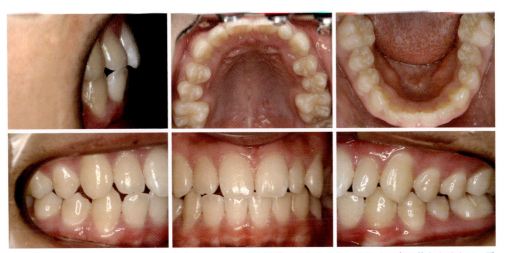

図❻　同、7年後。ほぼきれいな永久歯列になり、舌も低位にならなくなったため、高口蓋もなくなり、舌が入るだけの容積に育っている

叢生の症例2

- **患者**：7歳、女児
- **主訴**：子どもに開口癖があり、下の前歯の歯並びがガタついてきていると、母子で来院（図7）

　この女児もポカンＸで口唇閉鎖力をつけながら、T4Kトレーナーを装着してもらいました。

　当院では本来、1|1の萌出を待つことが多いのですが、この女児の兄がT4Kトレーナーのみで歯列が整ったこともあり、早期の治療を母親が望んだため、少し早めに開始しています（図7〜9）。

　兄弟・姉妹は悪習癖を模倣するため、似たような歯列になることがあります。養育者のような一般の人は、兄弟だから同じ治療法で治ると思い込んでいることが多々あります。MFTを行うにしても、口腔筋機能療法装置を使用するにしても、「お兄ちゃんのようにこれだけやれば治る」といった誤解が生じるような説明は避けなければなりません。診査・診断を行い、治療計画を立てていくのは歯科医師ですが、その指示のもとでMFTや装置の説明などを行うのは、歯科衛生士の場合もありますので、十分に気をつけましょう。

　これから治療を行う子どもの口腔内を、すべて予測することは不可能です。しかし、自費診療となるため、今後矯正治療に移行する可能性も含めて、かかり得る費用や治療年数の説明を行う際は、養育者が都合よく受け止めないように注意する必要があります。

　2年経過時から、装置を変更しました（図10）。上顎は2↔2を前方に押す床装置を装着（1日

叢生の症例2

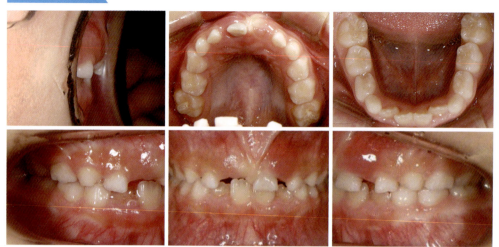

図❼　7歳、女児の初診時

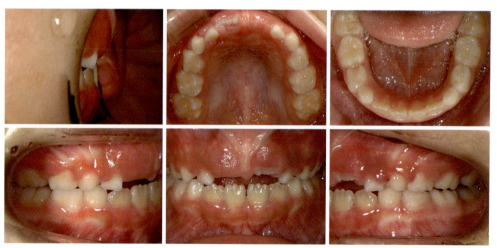

図❽　T4Kトレーナー治療開始から4ヵ月後。下顎の叢生は改善された。引き続き、装置を使用している

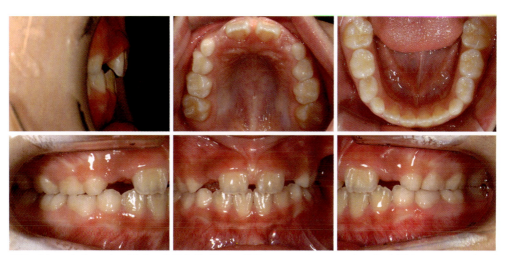

図❾　同、1年後。1|1が萌出。上唇小帯が下方に付着しているためか、1|1が正中離開している。2|2が萌出した段階で離開したままの場合、上唇小帯切除も視野に入れると、担当歯科医師から説明した

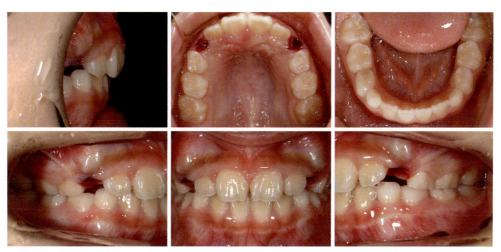

図❿　同、2年後。2|2萌出に伴って正中離開は改善された。C|C脱落とともに3|3の豊隆がみえている。しかし、3|3が萌出するスペースがないため、母親に床タイプの装置に変更する旨を伝えた

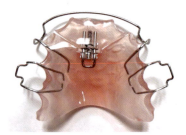
図⓫ 前方型床装置（写真提供：広島県・藤原夏樹先生のご厚意による）

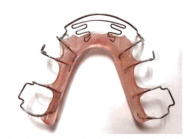
図⓬ 閉鎖型床装置（写真提供：広島県・藤原夏樹先生のご厚意による）

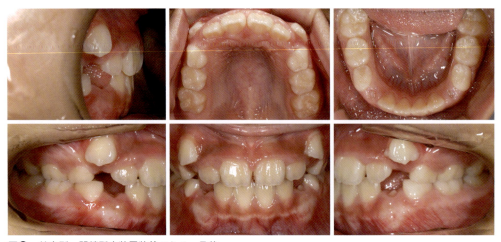
図⓭ 前方型・閉鎖型床装置装着から4ヵ月後

12時間以上装着し、ネジを巻いて歯牙を移動させる装置：図11）。下顎は指様断線が入った暫間的な保定装置を入れました（図12）。

前方型床装置装着から4ヵ月後、母親の入院というアクシデントがあり、子どもがなかなか装着しないという状況がありました（図13）。

来院回数を増やすことでモチベーションを保ち、父親にもかかわってもらい、1日12時間以上の装着を歯科医師から指示しました。

前方型・閉鎖型床装置装着から1年3ヵ月後、3|3がきれいに並びました（図14）。問題は、3|3の唇側転位です。床装置装着時間が減少することのないように、やはり頻回の来院で経過を診ました。

前方型・閉鎖型床装置装着から2年10ヵ月後、心配していた3|3も適切な位置に収まり、上下

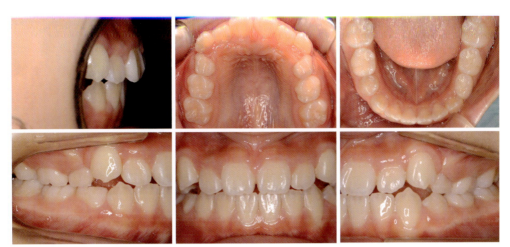

図⓮　同、1年3ヵ月後

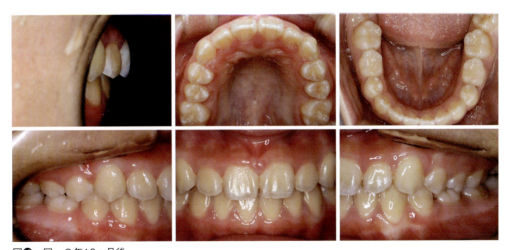

図⓯　同、2年10ヵ月後

とも歯列がきれいに整い、ブラケット装着を免れました（図15）。このときもまだ母親が入院中でしたが、きれいになった歯を見せに女児が病室に行った際、母親がとても喜んでくれたとうれしそうに報告してくれたことが印象に残っています。

　この後は永久歯列用の装置（T4Aトレーナー）で保定をしながら、装着する日数を徐々に減らして経過を診ています。

Chapter 2
口腔機能を高める！おすすめ食育レシピ集

　日々の食生活の工夫により、口腔機能を高められます。本章では、簡単に作れて口腔機能の向上を期待できるおすすめ食育レシピを紹介します。まずは自分で作ってみて、ぜひ患者さんにも教えてあげてください。

レシピ監修　髙野悠里（管理栄養士）
　　　　　　藤田純子（調理師）

切り干し大根入りハンバーグ……………84
高野豆腐の射込み煮………………………85
にんじんしりしり（すりすり）…………86
豆もやしのごま和え………………………87
じゃがいもと豆のしょうゆマヨ和え……88
切り干し大根の甘酢漬け…………………89

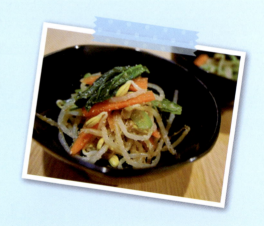

根菜の白和え………………………………90
トマトと押麦とひじきのジンジャーサラダ…91
豆と玉ねぎのサラダ………………………92
れんこんサラダ……………………………93
根菜のみそ汁………………………………94
アーモンドちんすこう……………………95

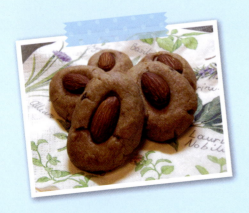

精米の種類

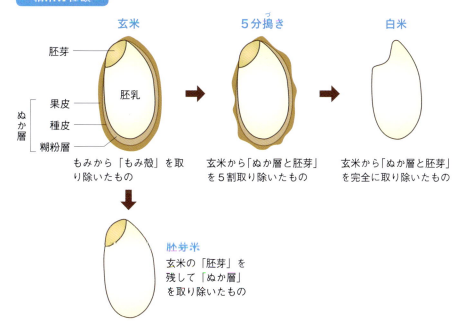

玄米を炊く

［炊飯器に玄米モードがない場合の炊き方］
1 玄米をさっと洗って一晩、水に浸ける。
2 電気炊飯器に1を入れ、水を入れる（水加減は全体の1.2〜1.5倍）。
3 スイッチを入れて普通に炊く

＊3〜7分搗き米は、白米と同じように炊きます。水加減は1.1倍ぐらいが目安です。

一番だしを取る

［材料］
水･････････････････････ 9カップ
昆布････････････････････ 15g
削りぶし････････････････ 40g

［取り方］
1 昆布を水に浸しておく。
2 1を中火にかけ、沸騰する前に昆布を引き上げる。
3 削りぶしを入れてひと煮立ちしたら、1〜2分置いてからこす。

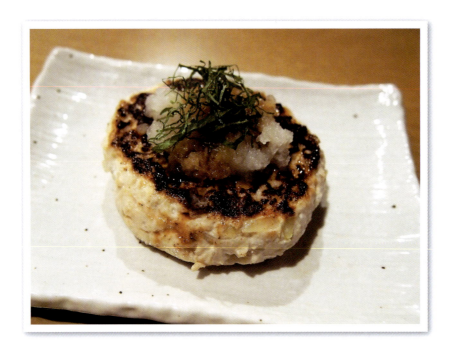

切り干し大根入りハンバーグ

1人分 223kcal

[材料 5人分]

豚ひき肉	350g
絹ごし豆腐	125g
玉ねぎ	100g
切り干し大根	25g
塩	小さじ¼弱
こしょう	少々
大根	300g
ポン酢	適量
大葉	適量
サラダ油	適量

[作り方]

1 切り干し大根を水に浸して戻し、水気を絞る。
2 玉ねぎと1をみじん切りにする。
3 豚ひき肉、水気を切った絹ごし豆腐、2をボウルに入れて塩、こしょうを加え、よくこねてから5等分にして形を整える。
4 フライパンにサラダ油を熱し、3を並べる。
5 中火で両面を3～4分ずつ焼く。
6 大根おろしとポン酢をかけ、彩りに大葉のせん切りをのせる。

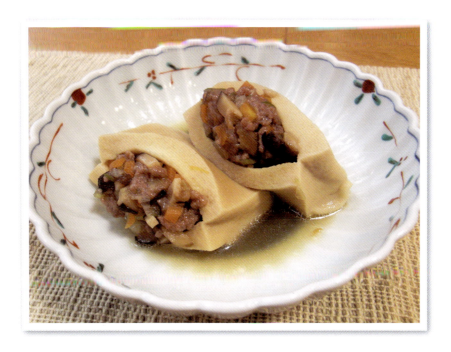

高野豆腐の射込み煮

1人分 190kcal

[材料 6人分]

高野豆腐	6個
合びき肉	120g
干ししいたけ	2個
にんじん	40g
ねぎ	12cm
塩	少々
片栗粉	大さじ1

A
- だし……………… 3カップ
- 砂糖……………… 大さじ1½
- 酒………………… 大さじ1½
- みりん…………… 大さじ1½
- 薄口しょうゆ…… 大さじ3

[作り方]

1 干ししいたけを水に浸して戻す。
2 高野豆腐を水に浸して戻し、2つに切る。切り口の真ん中に包丁で深く切り込みを入れて筒状にする。
3 干ししいたけ、にんじん、ねぎはみじん切りにする。
4 合びき肉をよくこね、3と塩、片栗粉を加え、さらにこねて2に詰める。
5 鍋にAを入れて煮立たせ、4を並べ入れて落としぶたをし、中火で15分煮る。

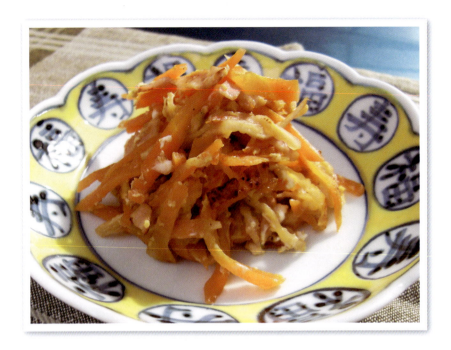

にんじんしりしり（すりすり）

1人分 70kcal

[材料 6人分]

にんじん……………… 2本（約300g）
切り干し大根………………… 10g
ベーコン……………………… 2枚
卵……………………………… 1個
塩・こしょう………………… 適量
サラダ油……………………… 適量

A
┌ 水……………………… 100mL
└ 鶏がらスープの素…… 小さじ1

B
┌ しょうゆ……………… 小さじ1
│ 酒……………………… 小さじ1
└ みりん………………… 小さじ1

[作り方]

1 切り干し大根を水に浸して戻し、水気を絞る。卵は割りほぐす。
2 にんじんは皮をむいて、粗目の千切りに、ベーコンは細切りにする。
3 フライパンにサラダ油を熱し、ベーコン、にんじん、切り干し大根を中火で軽く炒める。
4 3にAを加え、汁気が少なくなったらBを加えて混ぜ合わせる。
5 塩・こしょうをして、溶き卵を加え、全体にからめて火を止める。

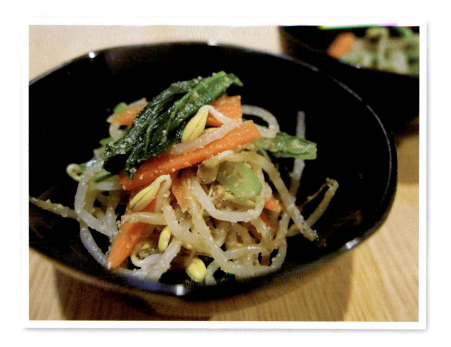

豆もやしのごま和え

1人分 28kcal

[材料 6人分]

豆もやし	100g
小松菜	½束(100g)
にんじん	½本(50g)
すりごま	大さじ1½
薄口しょうゆ	大さじ1
てんさい糖	小さじ½〜⅔

[作り方]

1 豆もやしは洗って半分の長さに切り、にんじんは3cm×4〜5mmほどの短冊切りにする。
2 片手鍋ににんじんと浸るぐらいの水を加えてゆで、少し軟らかくなったら、豆もやしを加えて蓋をし、1〜2分ほど蒸し煮にする。
3 小松菜はゆでて3cm幅に切る。
4 野菜の水気を絞ってボウルに入れ、すりごま、薄口しょうゆ、てんさい糖を加えて和える。

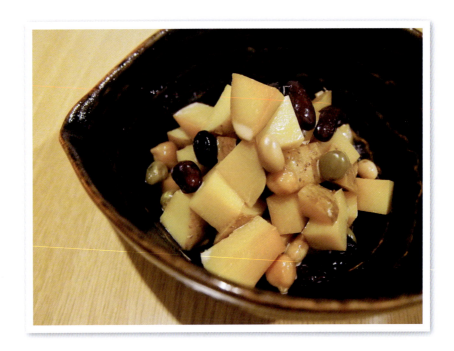

じゃがいもと豆のしょうゆマヨ和え

1人分 60kcal

[材料 5人分]
- じゃがいも……………… 250g
- ミックスビーンズ………… 50g
- 濃口しょうゆ…………… 小さじ2
- マヨネーズ……………… 小さじ1

[作り方]
1. じゃがいもはよく洗い、皮ごと1.5cm角に切る。
2. 片手鍋に1を入れ、ひたひたの水を加えて火にかける。沸騰したら中火から弱火にして10〜15分ゆでる。軟らかくなったら、ザルにあげて粗熱をとる。
3. ミックスビーンズ、濃口しょうゆ、マヨネーズを混ぜ合わせる。
4. 2をボウルに移し、3を和える。

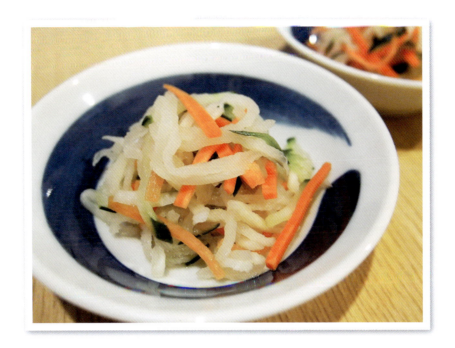

切り干し大根の甘酢漬け

1人分 61kcal

[材料 6人分]

切り干し大根……………… 25g
きゅうり…………………… 1/2本
にんじん……………… 1/4～1/3本
塩………………………… ふたつまみ
酢………………………… 100cc
みりん…………………… 100cc

[作り方]

1 切り干し大根を水に浸して戻し、水気を絞る。
2 きゅうりとにんじんはせん切りにし、塩もみしてしんなりさせる。
3 酢とみりんを小鍋に入れて火にかけ、半量ぐらいになるまで煮詰める。
4 1と2の水気をしっかり絞り、3で和える。

＊時間があるときは、冷蔵庫で冷やすとさらにおいしくなります。

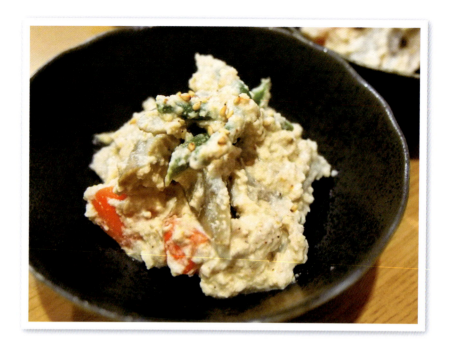

根菜の白和え

1人分 110kcal

[材料 6人分]
ごぼう……………………… 1本
れんこん…………………… 150g
にんじん…………………… ½本
いんげん…………………… 6本
A 和え衣
　豆腐…… ½丁（水切りしておく）
　ねりごま………………… 大さじ3
　しょうゆ……… 大さじ2〜2½
　てんさい糖……………… 大さじ2

[作り方]
1 蒸し器の鍋に水を入れ、沸かしておく。
2 ごぼうは洗って包丁の背で皮をこそげとり、大き目の乱切りにする。れんこんはよく洗い、皮つきのまま7mm幅の半月切りにする（12枚できるように）。にんじんもよく洗い、皮つきのまま乱切りにする。いんげんは斜めに2〜3等分しておく。
3 蒸し器にれんこん、ごぼう、にんじんの順に根菜を並べ、10分蒸す。蒸している間に**A**を混ぜ合わせておく。
4 10分後、いんげんを加えてさらに1分蒸す。
5 粗熱をとり、**A**で和える。

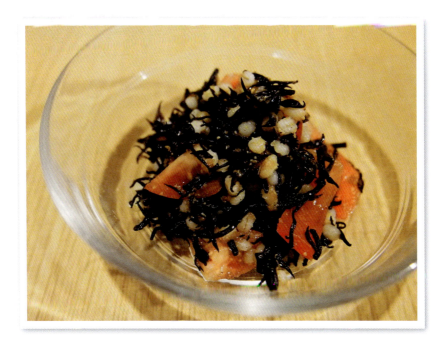

トマトと押麦とひじきのジンジャーサラダ

1人分 55kcal

[材料 5人分]

トマト……………………… 1個
押麦………………………… 大さじ2
ひじき……………………… 10g
しょうが…………………… 10g
A
　濃口しょうゆ………… 大さじ2
　酢………………………… 大さじ2
　てんさい糖…………… 小さじ1
　すりごま……………… 大さじ1
　ごま油………………… 大さじ½

[作り方]

1 ひじきをボウルに入れ、たっぷりの水で戻す。
2 押麦は洗って、鍋で15分ゆでておく。
3 戻したひじきを水で洗い、ザルにあげる。
4 Aにすりおろしたしょうがを加えて混ぜ合わせる。
5 フライパンを火にかけ、3のひじきを乾煎りして水分を飛ばし、Aを加えて、さっと煮る。
6 トマトを角切りにしてボウルに入れ、ゆでた押麦と5を混ぜ合わせる。

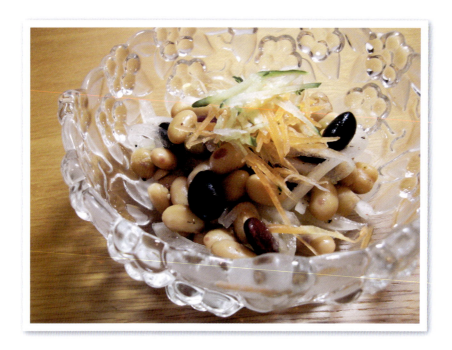

豆と玉ねぎのサラダ

1人分 80kcal

[材料 6人分]

玉ねぎ……………… 1個(約200g)
水煮豆……………… 1袋(約130g)
シーチキン………… 1缶(80g)
彩り用の野菜……………… 少々

A ドレッシング
　酢……………………… 大さじ1
　オリーブオイル……… 大さじ1
　塩……………………… 小さじ⅛
　こしょう……………… 少々

[作り方]

1 玉ねぎをスライスして塩もみし、水洗いして絞る。
2 Aを混ぜ合わせる。
3 ボウルに玉ねぎ、水煮豆、シーチキンを入れ、Aをかけて和える。
4 彩り用の野菜(ここではきゅうりとにんじん)をのせる。

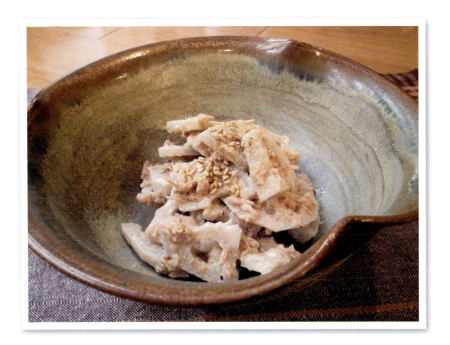

れんこんサラダ

1人分 147kcal

[材料 6人分]

れんこん	200g
枝豆（さやつき）	100g
ごま	少々

A
- ツナ缶 ……… 小1缶
- マヨネーズ ……… 大さじ3
- しょうゆ ……… 大さじ1
- すりごま ……… 大さじ1

[作り方]

1 れんこんを半月切りにして熱湯でサッとゆでる。
2 枝豆（冷凍）をさっとゆでてさやから出す。
3 Aを混ぜ合わせ、れんこん・枝豆と和える。
4 器に盛りつけて、ごまをかける。

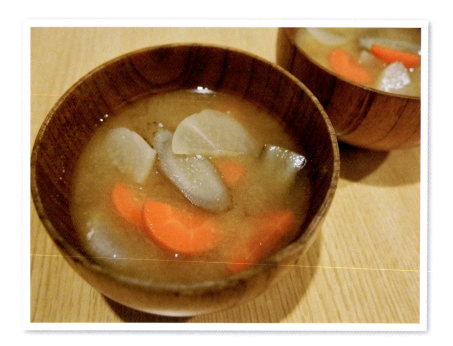

根菜のみそ汁

1人分 44kcal

[材料 5人分]

ごぼう……………… 100g（細1本）
にんじん…………… 75g（½本）
大根………………… 150g
鰹・昆布だし……… 750mL
みそ………………… 大さじ2½

[作り方]

1 ごぼうは皮をこそげ取り、斜めに切って水にさらしておく。
2 にんじんは皮つきのまま半月切りに、大根はいちょう切りにする。
3 1、2、鰹・昆布だしを鍋に入れて火にかける。
4 野菜が軟らかくなったら、みそを溶き入れる。

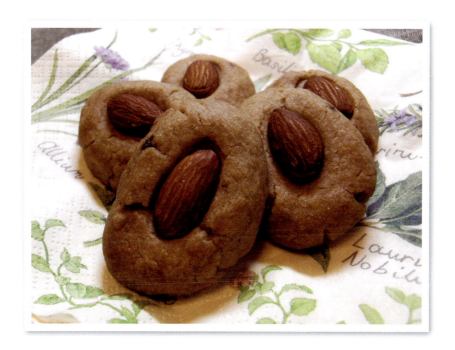

アーモンドちんすこう

1人分 190kcal

[材料 6人分]

薄力粉……………………… 100g
ショートニング…………… 50g
粉黒砂糖…………………… 25g
上白糖……………………… 25g
アーモンド………………… 18粒

[作り方]

1 あらかじめオーブンを170℃に温めておき、ショートニングは室温に戻しておく。
2 ボウルにショートニングを入れ、ゴムべらでクリーム状になるまで混ぜる。
3 2に粉黒砂糖、上白糖を加えて混ぜる。
4 ふるいにかけた薄力粉を3に入れて混ぜ、手でまとめる。
5 18等分にし、丸めてから平たく形を整え、アーモンドを中央に埋め込む。
6 オーブンシートを敷いた鉄板に5を並べ、170℃に温めておいたオーブンの中段に入れて、17分焼く。

おわりに

　おとみんのレッスンを受けていただき、ありがとうございました。

　中村歯科で働き始めたころは、主人の転勤に伴って大阪へ来たため、「また転勤するかもしれない……」、「いつまで働けるかな……」と思いながら、いつしか時は流れ、はや19年。

　「院長、これやってみたいです！」、「こんなのどうですか！」と私が企画書を提出するたびに、院長の中村喜代香先生はきっと、「また宮坂が変なこと言い出したわ……」と思っていたことでしょう。それでも、中村先生は自由に勉強させてくださり、また院内に多くのことを取り入れていただきました。果ては、私が二足の草鞋を履いて外部でセミナー活動することも、「やったら、ええやん！」と背中を押していただきました。中村先生には、ただただ感謝の一言です。中村歯科での臨床が私の糧となり、今回の書籍発刊へと繋がりました。

　そして、私の歯科衛生士人生でもう一人、多大なる影響を受けたのが、「はじめに」でも触れた長谷ますみ氏です。子育て復帰から不勉強なまま臨床に出て、不安でいっぱいだった私に、希望の光を与えてくださいました。2006年には、セミナー講師のオファーまでいただき、しがないパートのおばちゃんだった私に、さらなる活躍の場まで与えてくださいました。いまでは、セミナー活動が私のライフワークの一つとなっています。本書の発刊は長谷氏のおかげでもあり、深謝申し上げます。

　そして、主人や娘たち、母には、無理難題ばかりを言って、助けてもらってきました。いまでは、私のことを「妻（母）は元気で留守がいい」と思っているかもしれませんが、家族のサポートなしには何もできませんでした。最大級の感謝を捧げたいと思います。

　最後に、デンタルダイヤモンド社の木下裕介様、佐久間裕美様には、DHstyle誌での連載から書籍まで、たいへんお世話になりました。この場をお借りして、御礼申し上げます。

2017年12月

大阪府・医療法人中村歯科 キッズデンタルパーク／NDL㈱ 歯科衛生士

宮坂乙美

食育を楽しく始められる！

OTOMIN no YOKUBARI Lesson!

おとみんのよくばりレッスン！

「小児の口腔機能編」とセットで読むと、効果倍増！食育を楽しく学んで始めましょう！

小児の食育編

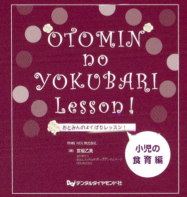

歯科衛生士による初の食育本!!!?
月刊DHstyleの好評連載「おとみんのよくばりレッスン」が雑誌を飛び出し、待望の書籍化！ しかも、「小児の食育編」と「小児の口腔機能編」の2冊同時発刊！ 「小児の食育編」では、本文を加筆し、新たに「おすすめ食育レシピ」を追加！ お決まりの歯科保健指導に"おとみん流"の食育を加えることで、小児や養育者への指導が苦手な方でもどんどん楽しくなります！

B5判変型/108頁/オールカラー
定価（本体3,600円＋税）

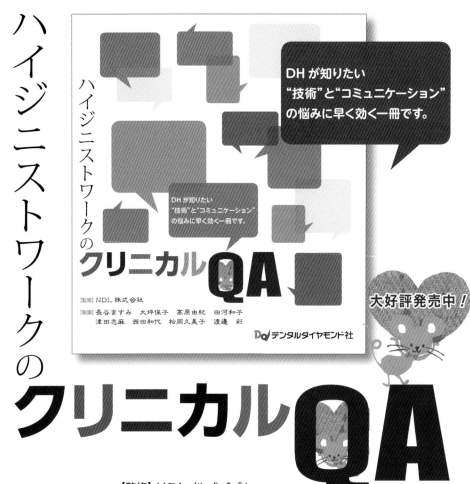

ハイジニストワークのクリニカルQA

【監修】 NDL 株式会社
【執筆】 長谷ますみ　大坪保子　髙原由紀　田河和子
　　　　　津田志麻　西田和代　松岡久美子　渡邊彩

B5判変型／232頁／オールカラー／定価（本体4,800円＋税）

株式会社デンタルダイヤモンド社
〒113-0033　東京都文京区本郷3丁目2番15号
TEL 03-6801-5810(代)／FAX 03-6801-5009
URL：http://www.dental-diamond.co.jp

患者さんに喜ばれる

歯ブラシコーディネート術

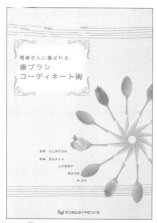

プロとして、患者さんに
「この1本！」の歯ブラシを
勧められますか？

監修　NDL株式会社
執筆　長谷ますみ
　　　玉木恵理子
　　　津田志麻
　　　休　尚子

大好評発売中！

A4判/96頁/オールカラー
定価(本体5,000円＋税)

株式会社デンタルダイヤモンド社
〒113-0033　東京都文京区本郷3丁目2番15号
TEL 03-6801-5810(代) / FAX 03-6801-5009
URL : http://www.dental-diamond.co.jp/

● プロフィール

宮坂乙美（みやさか おとみ）

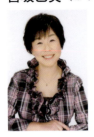

1986年	愛知学院大学歯科衛生専門学校 卒業 （現：愛知学院大学短期大学部歯科衛生学科） 卒後、名古屋市内開業医・総合病院口腔外科に勤務
2001年	医療法人 中村歯科（大阪府茨木市）勤務
2007年	日本歯周病学会認定歯科衛生士 取得
2007年	放送大学教養学部生活福祉 卒業
2008年	日本食育協会食育指導士認定 取得
2008年	DHP嚥下トレーナー歯科衛生士認定 取得
2017年	医療法人 中村歯科キッズデンタルパーク副院長

所属学会：日本歯周病学会、日本小児歯科学会、日本摂食嚥下リハビリテーション学会、日本口腔筋機能療法学会　他

なにわ歯科衛生専門学校 非常勤講師
兵庫県歯科医師会付属兵庫歯科衛生士学院 非常勤講師
滋賀県立総合保健専門学校歯科衛生学科 非常勤講師
NDL mint-seminar「小児の保健指導シリーズ」講師

おとみんのよくばりレッスン！ 小児の口腔機能編

発行日	2018年1月1日　第1版第1刷 2021年6月10日　第1版第3刷
著　者	宮坂乙美
発行人	濱野 優
発行所	株式会社デンタルダイヤモンド社 〒113-0033 東京都文京区本郷 3-2-15 新興ビル 電話 = 03-6801-5810 ㈹ https://www.dental-diamond.co.jp/ 振替口座 = 00160-3-10768
印刷所	能登印刷株式会社

ⓒ Otomi MIYASAKA, 2018

落丁、乱丁本はお取り替えいたします

●本書の複製権・翻訳権・上映権・譲渡権・公衆送信権（送信可能化権を含む）は㈱デンタルダイヤモンド社が保有します。

● 〈JCOPY〉〈社出版者著作権管理機構 委託出版物〉
本書の無断複写は著作権法上での例外を除き禁じられています。複写される場合は、そのつど事前に㈳出版者著作権管理機構（TEL：03-3513-6969、FAX：03-3513-6979、e-mail：info@jcopy.or.jp）の許諾を得てください。